I0781709

1

Natuurlike strategieë vir spatarebestuur

Aanvullings, voedingstowwe en alternatiewe terapieë vir die voorkoming en behandeling van spatare en veneuse ulkusse

César González Andrade

© César González Andrade, 2024

ISBN: 9798334270381

Etiket: Onafhanklik gepubliseer

Voorbladfoto: Foto deur cottonbro studio:

Alle regte voorbehou. Reproduksie van 'n gedeelte of al die werk sonder die outeur se skriftelike toestemming of magtiging is verbode.

Ten tyde van die publikasie van hierdie boek is die artikels waarna verwys is, gratis beskikbaar onder die Creative Commons (CC BY) lisensie. Hierdie lisensie stel ander in staat om die inhoud van die artikels te versprei, te hermeng, aan te pas en te ontwikkel, insluitend vir kommersiële doeleindes, as hulle krediet kry vir die oorspronklike skepping. Nie die skrywers of die redakteurs het aan die skepping van hierdie boek deelgeneem nie, maar hul resultate het gedien vir die navorsing van die onderwerpe wat hier bespreek word. In die bibliografie kan u die akkreditasie van hul artikels vind.

Waarskuwing

Gesondheidswetenskappe, soos voeding, verander voortdurend velde, daarom kan die inligting hier vervat verskil. Hierdie boek is vir inligtingsdoeleindes en die inligting wat aangebied word, moet nie beskou word as 'n plaasvervanger vir 'n mediese voorskrif, diagnose of behandeling nie. Die skrywer kan nie aanspreeklik gehou word vir enige skade wat veroorsaak word deur hierdie waarskuwing weg te laat nie. Dit word altyd aanbeveel om 'n dokter of voedingkundige te raadpleeg.

Indeks

Inleiding

Spatare en chroniese veneuse insuffisiënt is toestande wat miljoene mense wêreldwyd raak, wat nie net pyn en ongemak veroorsaak nie, maar ook kosmetiese probleme wat lewenskwaliteit kan beïnvloed. Vir diegene wat aan hierdie toestande ly, kan die soeke na effektiewe en natuurlike oplossings 'n pad vol frustrasies en teleurstellings wees. Hierdie boek word aangebied as 'n omvattende en toeganklike gids vir diegene wat spatare vanuit 'n holistiese perspektief wil aanspreek, wat voeding, aanvulling en alternatiewe terapieë kombineer.

In "Natuurlike strategieë vir die bestuur van spatare" ondersoek ons 'n verskeidenheid noodsaaklike voedingstowwe, aanvullings en kruiebehandelings wat bewys is dat dit effektief is in die bestuur en voorkoming van spatare en veneuse ulkusse. Elke hoofstuk van hierdie boek is noukeurig ontwerp om inligting te verskaf gebaseer op wetenskaplike navorsing, kliniese ervarings en tradisionele praktyke wat die toets van die tyd deurstaan het.

Van Omega-3's en hul rol in veneuse gesondheid, tot die krag van Centella Asiatica en Ginkgo Biloba, sal ons saam ontdek hoe hierdie voedingstowwe en medisinale plante onontbeerlike bondgenote kan word in u stryd teen spatare. Ons sal ook aandag gee aan die impak van fisieke aktiwiteit, die belangrikheid van liggaamsgewigbalans en spesifieke strategieë om veneuse gesondheid in die werksomgewing te verbeter.

Hierdie boek fokus nie net op die fisiese aspek van veneuse siektes nie, maar erken ook die belangrikheid van 'n omvattende benadering wat die verstand en gees insluit. Praktyke soos joga en meditasie word aangebied as aanvullende instrumente vir streshantering en verbeterde sirkulasie, wat aantoon dat totale welsyn moontlik is deur 'n veelvlakkige benadering.

As u op hierdie bladsye delf, vind u nie net waardevolle inligting nie, maar ook hoop en motivering. Hierdie boek is vir u geskryf, wat op soek is na 'n natuurlike en effektiewe oplossing vir u veneuse probleme. Of jy nou 'n pasiënt, 'n gesondheidswerker of net iemand is wat belangstel om jou welstand te verbeter, "Natuurlike Strategieë vir die Bestuur van Spatare" sal jou voorsien van die gereedskap en kennis wat nodig is om beheer oor jou aargesondheid op 'n ingeligte en inisiatiefnemende manier te neem.

Laat ek u vergesel op hierdie reis na 'n lewe met minder pyn, meer vitaliteit en optimale veneuse gesondheid. Ek is daarvan oortuig dat u met die regte inligting en strategieë 'n beter lewensgehalte kan bereik en uiteindelik afskeid kan neem van spatare. Kom ons begin hierdie pad na volle en natuurlike veneuse gesondheid saam!

Omega-3's en hul rol in die bestuur van spatare

Het jy al ooit gewonder hoe iets so klein soos 'n oliekapsule probleme so kompleks soos spatare kan beïnvloed? In hierdie hoofstuk sal ons die rol ondersoek wat langketting omega-3-vetsure (LCn3) speel in kardiovaskulêre gesondheid en meer spesifiek in spatare, daardie sigbare, verwydde are wat hoofsaaklik in die bene kan voorkom.

Omega-3-vetsure is bekend vir hul vermoë om kardiovaskulêre gesondheid te verbeter, maar het jy geweet dat hulle ook 'n rol kan speel in die bestuur van spatare?

Omega-3's speel 'n belangrike rol in die modulering van bloedlipiedvlakke. Dit kan help om trigliseriede in serum te verlaag en HDL (die 'goeie' cholesterol) effens te verhoog. Hierdie veranderinge in lipiedprofiele is voordelig vir die handhawing van 'n gesonde kardiovaskulêre stelsel en kan in die konteks van spatare help om komplikasies wat verband hou met swak sirkulasie te voorkom.

Een van die minder bekende, maar ewe belangrike voordele van Omega-3's is hul vermoë om as anti-inflammatoriese middels te funksioneer. Dit is veral relevant as u ly aan maagsere wat verband hou met spatare. Onlangse studies het getoon dat Omega-3-aanvulling gelei het tot aansienlike vermindering in die lengte, breedte en diepte van ulkusse. Daarbenewens het hierdie vetsure insuliengevoeligheid verbeter en die vlakke van C-reaktiewe proteïen (CRP), 'n inflammatoriese merker, verlaag. Die tipiese dosis vir hierdie voordele is 1000 mg twee keer per dag.

Vir groepe met spesifieke behoeftes, soos mense wat swanger is of borsvoed, of diegene wat bloedverdunnende medisyne gebruik, is mediese toesig van kardinale belang voordat omega-3-aanvulling begin word as gevolg van die risiko van geneesmiddelinteraksies en newe-effekte soos bloedingskomplikasies.

In plaas daarvan om slegs op aanvullings te fokus, moedig ek u aan om dit te oorweeg om voedsel wat natuurlik ryk is aan Omega-3 in u dieet in te sluit. Vetterige vis soos salm, makriel en sardientjies, sowel as neute en sade, is nie net uitstekende bronne van Omega-3's nie, maar bied ook 'n wye verskeidenheid ander noodsaaklike voedingstowwe wat aanvullings nie kan verskaf nie. Hierdie hele kosse help om 'n gebalanseerde dieet en gesonde leefstyl te ondersteun, wat noodsaaklik is vir die bestuur van spatare.

Praktiese wenke vir omega-3 inname

1. Diversifiseer jou bronne: Inkorporeer 'n verskeidenheid Omega-3-bronne in jou dieet, insluitend vetterige vis soos salm en sardientjies, asook chia sade en okkerneute.

2. Gesonde kookkuns: Berei u vis gebak of gerooster in plaas van gebraai om essensiële vetsure te bewaar en ongesonde vette te vermy.

3. Kwaliteit aanvullings: As jy kies vir Omega-3 aanvullings, soek diegene wat gesertifiseer is vir hul suiwerheid en vry van kontaminante soos kwik.

Hoeveel Omega-3 benodig ek daagliks?

 Die aanbevole dosis kan wissel, maar tussen 250 mg en 1000 mg EPA en DHA gekombineer word daagliks voorgestel vir gesonde volwassenes.

Kan Omega-3-aanvullings met ander medikasie wissel?

Ja, veral met bloedverdunner. Omega-3's kan die risiko van bloeding verhoog, daarom is dit noodsaaklik om met 'n dokter te konsulteer voordat u met die aanvulling begin as u medikasie soos Warfarin gebruik.

Kan vegetariërs genoeg Omega-3's kry?

Vegetariërs kan kies vir plantbronne soos vlasaad, chia sade en okkerneute, of aanvullings afkomstig van alge.

Wenke vir mediese toesig

As jy besluit om Omega-3-aanvullings te neem, is dit raadsaam om gereelde ondersoeke te doen om jou algemene kardiovaskulêre gesondheid te monitor en dosisse aan te pas indien nodig.

Rapporteer enige nadelige effekte, soos visproe-burps, omgekrapte maag of allergiese reaksies, aan jou dokter.

Maak seker dat u dokter u hele dieet en lewenstyl evalueer om enige Omega-3-aanvullings behoorlik aan te pas in die konteks van u algemene gesondheid.

Gevolgtrekking

Alhoewel langketting omega-3's nie spatare direk regmaak nie, kan die impak daarvan op algemene gesondheid en mikrosirkulasie 'n belangrike komponent in u bestuurstrategie wees. Is jy gereed om 'n effense verandering aan jou dieet te maak wat 'n beduidende impak op jou lewenskwaliteit kan hê?

Evaluering van sinksulfaat in die behandeling van veneuse ulkusse

Het u al ooit die frustrasie gevoel toe u 'n behandeling volg wat nie die verwagte resultate bied nie? In hierdie hoofstuk gaan ons na die evaluering van sinksulfaat, 'n voorgestelde behandeling vir veneuse ulkusse, en kyk noukeurig na die doeltreffendheid en relevansie daarvan vir mense soos u wat te doen het met komplikasies van spatare.

Sink speel 'n kritieke rol in talle biologiese prosesse, insluitend kollageensintese en immuunfunksie, wat albei noodsaaklik is in die wondgenesingsproses. Wat veneuse ulkusse betref, is die verhaal egter meer kompleks as wat dit met die eerste oogopslag mag lyk.

Deur studies wat in metodologie gewissel het, van dosisse van 440 tot 660 mg per dag en behandelingsduur van vier weke tot een jaar, is gepoog om die doeltreffendheid van sinksulfaat in die genesing van veneuse ulkusse te bepaal. Interessant genoeg het die resultate geen statisties beduidende verskille tussen sinksulfaatbehandeling en kontrolegroepe getoon nie, hetsy placebo of geen behandeling nie.

Op grond van die beskikbare bewyse word aanbeveel om sinksulfaat alleen as 'n aanvullende behandeling te oorweeg, na die evaluering van ander metodes wat meer effektief en beter ondersteun word deur wetenskaplike navorsing. Dit is van kardinale belang om te verstaan dat hoewel sink noodsaaklik is

vir talle biologiese prosesse, die aanvulling daarvan nie bewys
is dat dit 'n definitiewe oplossing vir veneuse ulkusse is nie.

Meting van serum sinkvlakke was deel van die evaluering in
verskeie studies, wat die belangrikheid van die monitering van
hierdie vlakke onthul om dosis behoorlik aan te pas en ver-
keerde interpretasies te vermy wat die effektiwiteit van behan-
deling kan beïnvloed.

Alhoewel dit noodsaaklik is vir kollageensintese en immuun-
funksie, het sinkaanvulling nie 'n duidelike voordeel getoon in
die genesingstempo van veneuse ulkusse nie, wat daarop dui
dat voldoende sinkvlakke nodig is, maar nie op hul eie vol-
doende is om genesing te verseker nie.

Veiligheidsoorwegings in die gebruik van sinksulfaat

Studies het berig dat die newe-effekte van sinksulfaat lig is,
insluitend simptome soos hardlywigheid, naarheid en uitslag.
Dit is egter van kritieke belang om waaksaam te wees vir
hierdie effekte, veral by pasiënte wat hoë dosisse kan neem of
wat reeds bestaande toestande het wat waarskynlik sal ver-
erger.

Praktiese wenke vir die gebruik van sinksulfaat

1. Kies vir hoë gehalte sinksulfaataanvullings, wat gesertifiseer is vir hul suiwerheid om doeltreffendheid te verseker en risiko's van kontaminante te verminder.

2. Oorweeg ys of gels wat sinksulfaat bevat om direk op veneuse ulkusse toe te dien, volgens die vervaardiger se instruksies om irritasie of nadelige reaksies te voorkom.

Hoeveel sinksulfaat kan ek daagliks neem vir spatare?

Die dosis kan wissel, maar dit word aanbeveel om nie 440 mg tot 660 mg per dag te oorskry nie. Dit is noodsaaklik om u dokter se aanbevelings te volg om die dosis aan te pas by u spesifieke behoeftes.

Kan sinksulfaat met ander medikasie wissel?

Ja, sinksulfaat kan interaksie hê met sekere antibiotika en rumatoïede artritismedikasie, wat hul absorpsie verminder. Raadpleeg altyd u dokter voordat u behandelings kombineer.

Watter kosse is ryk aan sink?

Oesters, rooivleis, pluimvee, bone en neute is uitstekende bronne van sink. Deur hierdie kosse in jou dieet te integreer, kan dit help om optimale vlakke te handhaaf sonder dat oormatige aanvulling nodig is.

Dit is belangrik om gereeld bloedtoetse uit te voer om sinkvlakke in u liggaam te monitor en aanvulling aan te pas soos nodig om toksisiteit of tekorte te voorkom.

Rapporteer onmiddellik enige nuwe of verslegtende simptome, soos naarheid of uitslag, aan u dokter om die behoefte om u behandeling aan te pas, te bepaal.

As jy dit oorweeg om jou sinkinname deur dieet te verhoog, kan 'n konsultasie met 'n voedingkundige 'n gebalanseerde eetplan verskaf wat aan jou voedingsbehoeftes voldoen sonder om veilige sinkperke te oorskry.

Gevolgtrekking: Dink aan die toekoms

Terwyl sinksulfaat as 'n behandelingsopsie ondersoek is, is bewyse vir die doeltreffendheid daarvan beperk en moet dit noukeurig geëvalueer word in vergelyking met ander, meer gevestigde behandelingsopsies. In die volgende hoofstuk sal ons leer oor 'n voordeel van sink.

Met hierdie aanbevelings hoop ons dat u meer bereid voel om die behandelingsopsies wat die beste by u pas, met u dokter te bespreek. Is u gereed om ingeligte besluite te neem wat u welstand en bestuur van spatare optimaliseer?

Voedings- en dermatologiese strategieë vir die omvattende bestuur van spatare met sink

Stel jou voor dat jy 'n konstante jeuk in jou bene voel, 'n simptoom wat jou nie net ongemaklik maak nie, maar jou ook snags wakker hou. Stel jou nou voor dat jy ontdek dat hierdie ongemak nie net verband hou met sigbare spatare nie, maar ook met jou vel se hidrasiestatus en sinkvlakke in jou liggaam. Hierdie hoofstuk is gewy aan die ondersoek van hierdie verband en bied praktiese aanbevelings gebaseer op onlangse bevindings.

Spatare beïnvloed nie net die sirkulasie en estetika van jou bene nie, maar dit kan ook die gesondheid van jou vel aansienlik beïnvloed. Aspekte soos stratum corneum hidrasie en trans epidermale waterverlies (TEWL) is van kritieke belang om die integriteit van die velversperring te handhaaf, en hierdie faktore kan in gevaar gestel word by mense met spatare.

Die data toon dat mense met spatare en jeuk geneig is om merkbaar laer vlakke van hidrasie in die stratum corneum te hê, wat jeuk en ongemak kan vererger. Hierdie agteruitgang in die velversperring is 'n kritieke faktor wat ons moet aanspreek.

Dit is van kardinale belang om velhidrasie by pasiënte met spatare te monitor. Gereelde gebruik van bevogtigers kan hidrasie verbeter en aansienlike verligting bied.

'N Verhoogde TEWL is 'n aanduiding van 'n gekompromitteerde velversperring, wat droogheid en jeuk kan verhoog. Dit word aangeraai om TEWL periodiek te evalueer vir enige verswakking in die integriteit van die velversperring en regstellende aksie te neem.

Belangrikheid van sink in velfunksie

Nie net is sink noodsaaklik vir velintegriteit en immuunfunksie nie, maar daar is ook gevind dat sinkvlakke aansienlik laer is by mense met spatare en jeuk. Oorweeg sinkaanvulling onder mediese toesig, veral as bloedtoetse tekorte toon. Dit kan nie net velhidrasie verbeter nie, maar ook TEWL verminder.

Praktiese Toepassing vir Daaglikse Verbetering

Gebruik van bevogtigers: Gereelde toediening van bevogtigers is noodsaaklik om die vel gehidreer te hou en die velversperring te versterk.

Sinkaanvulling: Maak seker dat jy sinkvlakke nagaan en aanvulling aanpas soos nodig om velgesondheidsvoordele te optimaliseer.

Mediese sorg vir pasiënte met spatare moet dermatologiese evaluasies saam met vaskulêre behandeling integreer. Hierdie multidissiplinêre samewerking tussen dermatoloë, angioloë en voedingkundiges is noodsaaklik om alle aspekte van spatare holisties aan te spreek.

Praktiese wenke vir spatarebestuur en velgesondheid

1. Die keuse en toepassing van bevogtigers

kies vir ys wat komponente soos hyaluronzuur en ceramides bevat wat help om vog in die vel te behou.

Dien bevogtiger toe nadat jy gestort het wanneer die vel nog effens klam is om absorpsie te maksimeer.

Hoeveel sink moet ek neem om die gesondheid van die vel te verbeter?

Die aanbevole hoeveelheid sink wissel, maar 'n reeks van 11-22 mg word daagliks vir volwassenes voorgestel, afhangende van individuele behoeftes en mediese toesig.

Watter ander voedingstowwe is belangrik vir velgesondheid by mense met spatare?

Benewens sink, is vitamiene soos C en E van kardinale belang vir hul antioksidante eienskappe wat die vel beskerm en die elastisiteit daarvan verbeter.

Gereelde konsultasies

Beplan gereelde besoeke met u dokter om sinkvlakke te moni-
tor en dosering aan te pas indien nodig. Dit is veral belangrik
as jy sinkaanvullings gebruik.

Geïntegreerde dermatologiese evaluasies

Oorweeg gereelde evaluerings met 'n dermatoloog om die ve-
laspekte van spatare volledig aan te spreek en die behandeling
dienooreenkomstig aan te pas.

Hierdie omvattende benadering spreek nie net die velsimptome
aan wat verband hou met spatare nie, maar het ook ten doel om
die pasiënt se algehele lewenskwaliteit te verbeter deur kom-
plikasies wat dikwels oor die hoof gesien word, te bestuur. Is u
gereed om hierdie praktyke in u daaglikse roetine aan te neem
en verbeterings in ag te neem, nie net in u spatare nie, maar
ook in die algemene gesondheid van u vel?

Deur hierdie aanbevelings te verstaan en toe te pas, kan u 'n
aktiewe rol speel in die bestuur van u spatare, wat u fisiese
welstand en u persoonlike tevredenheid met die behandeling
aansienlik verbeter.

Magnesium Sleutelvoedingstof vir ulkusgenesing by spatare pasiënte

Het u al ooit gevoel dat, ondanks u pogings, die bestuur van spatare na 'n nimmereindigende pad lyk? Spatare beïnvloed nie net die estetika van u bene nie, maar dit kan ook ingewikkeld wees deur veneuse ulkusse, 'n uitdaging wat nie net mediese behandeling vereis nie, maar ook voedingsondersteuning. In hierdie hoofstuk sal ons ondersoek hoe vitamien E en magnesium 'n deurslaggewende rol in jou herstel kan speel.

As ons praat oor spatare en veral veneuse beensere (VLU), kan voeding 'n direkte en beduidende impak hê op die spoed en effektiwiteit van genesing. Onlangse navorsing het die rol van sekere voedingstowwe beklemtoon, soos vitamien E en magnesium, wat noodsaaklik is om nie net goeie gesondheid te handhaaf nie, maar ook vir die fasilitering van spesifieke prosesse wat herstel van spatare-geassosieerde ulkusse kan bespoedig.

Vitamien E en magnesium: bondgenote in genesing

Vitamien E, bekend vir sy antioksidante eienskappe, saam met magnesium, wat inflammatoriese prosesse reguleer, het belowende resultate getoon in aanvulling vir die behandeling van veneuse ulkusse.

Daar is getoon dat die kombinasie van 250 mg magnesiumoksied en 400 IE vitamien E wat daagliks geneem word, die ulkusgrootte aansienlik verminder, glikosileerde hemoglobien-vlakke (HbA1c) verbeter en lipiedprofiele optimaliseer. Hierdie voedingstowwe werk deur endotheelfunksie te ver-beter en oksidatiewe stres te verminder, wat weer ulkusgenesing vergemaklik.

Kliniese toesig:

Gegewe die potensiaal van hierdie voedingstowwe om die verdraaglike boonste inname limiet (TUIL) vir magnesium te oorskry, is mediese toesig noodsaaklik. Aanvulling moet onder toesig van professionele persone wees om te monitor vir enige nadelige effekte en dosisse aan te pas soos nodig. Hierdie op-sporing verseker dat die voordele van aanvulling gemaksimeer word sonder om jou veiligheid in gevaar te stel.

Gebruik u alle beskikbare hulpbronne om u spatare en gepaardgaande komplikasies te bestuur? Om hierdie voedings-towwe onder mediese toesig in jou daaglikse behandeling in te sluit, kan 'n transformerende stap in die rigting van beter gesondheid en lewenskwaliteit wees.

Praktiese Toepassing: Beyond Theory

Aanvullingsgebruik: Oorweeg dit om met u dokter te praat oor die insluiting van vitamien E en magnesiumaanvullings in u dieet. Dit is nie net 'n voorkomende maatreël nie, maar ook 'n versneller in die genesing van veneuse ulkusse.

Gereelde monitering: Maak seker dat u vordering met hierdie aanvullings gereeld gemonitor word om die dosis aan te pas en enige probleme wat mag ontstaan, aan te spreek.

Omvattende benadering: voeding en mediese behandeling

Die integrasie van voedingsbestuur met gevestigde mediese behandeling bied 'n holistiese strategie wat nie net spatare en hul simptome aanspreek nie, maar ook onderliggende toestande soos veneuse ulkusse. Hierdie samewerking tussen voedingkundiges en dokters is noodsaaklik om effektiewe en veilige behandeling te verseker.

1. Veiligheid en dosering van aanvullings:

Vitamien E: Die genoemde dosis van 400 IE daagliks is binne veilige perke vir die meeste volwassenes. Dit is egter noodsaaklik om te oorweeg dat hoë dosisse vitamien E met sekere medisyne kan wissel en die risiko van bloeding kan verhoog, veral by mense wat bloedverdunner gebruik.

Magnesium: Die 250 mg dosis magnesiumoksied is tipies veilig, maar dit is belangrik om die effekte te monitor, aangesien hoë dosisse probleme soos diarree of elektrolietwanbalanse kan veroorsaak. Mediese toesig is van kardinale belang om die dosis aan te pas en komplikasies te voorkom.

2. Effektiwiteit en meganismes van aksie:

Vitamien E en magnesium het goed gedokumenteerde rolle in die vermindering van oksidatiewe stres en die verbetering van endoteelfunksie. Direkte bewyse vir die doeltreffendheid daarvan in veneuse ulkusgenesing is egter beperk en gemeng. Die kombinasie van beide vir hierdie spesifieke doel word nie wyd bestudeer nie, dus hoewel dit belowend is, moet dit as eksperimenteel beskou word.

3. Bewysgebaseerde aanbevelings:

Gegewe die potensiaal vir voordele en risiko's, is dit verstandig dat vitamien E en magnesiumaanvulling onder mediese toesig gedoen word. Dit is veral belangrik vir mense met bestaande toestande of wat ander medikasie gebruik.

4. Integrasie in die behandelingstrategie:

Die integrasie van hierdie aanvullings in die behandelingsplan kan addisionele voordele bied ten opsigte van kardiovaskulêre gesondheid en ulkusgenesing. Dit moet egter deel uitmaak van 'n breër benadering wat ander mediese behandelings en lewenstylveranderinge insluit.

Hierdie analise bevestig dat die insluiting van vitamien E en magnesium in die bestuur van veneuse ulkusse noukeurig gedoen moet word en elke geval individueel geëvalueer moet word. Mediese toesig is noodsaaklik om te verseker dat aanvulling veilig en effektief is, en aanpas by die spesifieke behoeftes van die pasiënt en hul kliniese konteks.

Praktiese wenke vir vitamien-E- en magnesiumaanvulling

1. Inisiasie van aanvulling

Voordat u met 'n aanvullingsregime begin, veral vitamien E en magnesium, raadpleeg u dokter om seker te maak dat dit geskik is vir u spesifieke behoeftes, veral as u ander medikasie gebruik.

Watter kosse is ryk aan vitamien E en magnesium?

Vitamien E kom voor in voedsel soos amandels, spinasie en plantaardige olies. Magnesium is teenwoordig in neute, sade, peulgewasse en volgraan.

Hoe weet ek of ek meer vitamien E of magnesium in my dieet benodig?

Simptome soos spierkrampe, prikkelbaarheid en wondgenesingsprobleme kan 'n tekort aandui. Dit is egter noodsaaklik om bloedtoetse uit te voer om jou presiese vlakke te bepaal.

Wenke vir mediese toesig

Gereelde konsultasies

Beplan gereelde bloedtoetse om jou vitamien E- en magnesiumvlakke te monitor. Pas jou aanvulling aan op grond van hierdie resultate en jou dokter se aanbevelings.

Bestuur van dwelminteraksie

Vitamien E kan interaksie hê met bloedverdunner en ander medikasie. Bespreek hierdie potensiële interaksies met u dokter om komplikasies te vermy.

Hierdie omvattende benadering verbeter nie net behandelingsuitkomste nie, maar bemagtig ook die pasiënt om 'n aktiewe rol in hul gesondheid te neem. Met die regte kennis en die regte ondersteuning kan die pad na herstel doeltreffender en minder pynlik wees. Is u gereed om die volgende stap in u sorg en herstel te neem?

Uittreksel uit perdekastanje: 'n natuurlike bondgenoot in die behandeling van spatare

Het u al ooit gevoel dat u bene nie net deur spatare beïnvloed word nie, maar ook pyn, swelling en 'n irriterende jeuk sensasie ervaar? Indien wel, sal hierdie hoofstuk jou 'n verfrissende perspektief bied oor hoe perdekastanjesaadekstrak (HSEC) 'n belangrike bondgenoot kan wees in jou stryd teen hierdie simptome.

Perdekastanje-uittreksel is nie net 'n volksmiddel nie; is 'n wetenskaplik ondersteunde behandeling vir chroniese veneuse insuffisiënt (CVI). Beheerde navorsing het getoon dat dit die vermoë het om simptome soos beenpyn, edeem en pruritus te verlig, wat nie net die voorkoms van die bene verander nie, maar ook die lewensgehalte van diegene wat geraak word, aansienlik verbeter.

Kliniese bewyse van HCSE voordeel

1. Pynverligting in die been:

EHSC het in verskeie studies 'n beduidende vermindering in pyn getoon. Byvoorbeeld, 'n gemiddelde vermindering van 42,40 mm in die visuele analoogskaal dui op 'n merkbare verbetering in beenpyn.

2. Vermindering van edeem:

Studies toon dat HCSE effektief is om edeem te verminder,
met 'n verbetering gemeet in 'n vermindering van 40,10 mm in
die edeemskaal, in vergelyking met placebo.

3. Behandeling van CVI-geassosieerde pruritus:

Benewens die vermindering van edeem en pyn, is HCSE ook
bewys dat dit effektief is teen pruritus, wat hierdie irriterende
simptoom aansienlik verbeter.

4. Bestuur van beenomtrek:

Behandeling met HCSE het daarin geslaag om die omtrek van
die been te verminder, wat beide estetiese en funksionele ver-
betering by pasiënte vergemaklik.

Biologiese meganismes agter EHSC

Veneuse versterking: HCSE bevat aescin, 'n komponent wat
adermure versterk, veneuse toon verbeter en kapillêre deurlaat-
baarheid verminder.

Verminderde inflammasie: Daarbenewens word voorgestel dat
HCSE plaaslike inflammasie modereer, wat help om jeuk en
ander inflammatoriese simptome te verlig.

Praktiese Toepassing: Hoe om die EHS te gebruik

Aanbevole dosis: Die effektiewe dosis HCSE is daagliks 100-150 mg, gestandaardiseer om te escin. Dit is noodsaaklik om enige aanvulling onder mediese toesig te begin om die dosis aan te pas volgens u reaksie en behoeftes.

Monitering van newe-effekte: Alhoewel dit goed verdra word, is dit noodsaaklik om op die uitkyk te wees vir moontlike newe-effekte, veral gastro-intestinale.

Die integrasie van EHSC met ander behandelingsmodaliteite soos kompressiekouse en lewenstylveranderinge kan u 'n holistiese en effektiewe benadering bied om chroniese veneuse ontoereikendheid te bestuur. Hierdie natuurlike behandeling verlig nie net fisiese simptome nie, maar verbeter ook jou algemene welsyn, sodat jy daaglikse aktiwiteite met minder ongemak en meer selfvertroue kan hervat.

Monitering en sekuriteitsoorwegings:

Alhoewel EHCH goed verdra word, is dit belangrik om pasiënte te monitor vir enige newe-effekte, veral dié wat verband hou met die spysverteringstelsel. Die mees algemene newe-effekte sluit in gastro-intestinale ongemak, maar hulle is gewoonlik sag.

Dit word aanbeveel om die HCSE te integreer in 'n groter behandelingsplan wat kompressiekouse en lewensty-laanpassings kan insluit. Mediese toesig is van kardinale belang om dosering en behandeling aan te pas by elke pasiënt se individuele behoeftes, om sodoende maksimum doeltreffendheid en veiligheid te verseker.

Praktiese wenke vir die gebruik van die EHSC

1. Begin van aanvulling:

Raadpleeg u dokter voordat u HCSE begin, veral as u ander medikasie gebruik wat kan wissel.

Kan ek HCSE gebruik terwyl ek bloedverdunnende medisyne gebruik?

U moet met u dokter raadpleeg voordat u HCSE gebruik as u bloedverdunningsbehandeling gebruik, as gevolg van die potensiaal vir verhoogde risiko van bloeding.

Wat moet ek doen as ek newe-effekte met HCSE ervaar?

As u newe-effekte soos gastro-intestinale ongemak ervaar, is dit belangrik om u dokter te laat weet om u dosis aan te pas of ander behandelingsopsies te hersien.

Wenke vir mediese toesig

Gereelde evaluering:

Dit is van kardinale belang om gereelde ondersoeke te kry om te bepaal hoe HCSE u liggaam beïnvloed, veral as u bestaande toestande het wat deur die gebruik daarvan beïnvloed kan word.

Dosis aanpassing:

Op grond van u reaksie op behandelings- en laboratoriumtoetsresultate, kan u dokter die dosis aanpas om doeltreffendheid te maksimeer en risiko's te verminder.

Optimalisering van die bestuur van chroniese veneuse insuffisiënt met Centella Asiatica

In die voortdurende soeke na effektiewe oplossings vir die komplikasies van chroniese veneuse insuffisiënt (CVI) en veneuse mikroangiopatie, bied die natuur 'n kragtige bondgenoot: die totale triterpeenfraksie van Centella asiatica (TTFCA). Hierdie hoofstuk is gewy aan die ondersoek van hoe hierdie plant, wat eeue lank in tradisionele medisyne gebruik word, nou na vore kom as 'n belowende behandeling volgens onlangse wetenskaplike bewyse.

Ontdek Centella Asiatica

Stel jou voor dat jy op 'n stil paadjie loop en 'n plant teëkom wat nie net die landskap kan verfraai nie, maar ook die krag het om van die mees aanhoudende en pynlike ongemak van spatare te verlig. Centella asiatica, bekend vir sy genesende eienskappe, is omvattend bestudeer in kliniese omgewings om die voordele daarvan in die behandeling van CVI te bekragtig.

Bewese doeltreffendheid in CVI-simptome

1. Algemene simptoomverbetering:

Streng studies het getoon dat TTFCA CVI-simptome aansien-
lik verbeter, soos edeem, beenpyn en pruritus.

Effektiewe dosisse: TTFCA dosis het gewissel van 30 mg twee
keer per dag tot 120 mg per dag, afhangende van die erns van
simptome, met behandelings wat tussen 28 en 60 dae duur.

2. Impak op mikrosirkulasie en beenvolume:

TTFCA het merkwaardige verbeterings in beenvolume en en-
kel- en kalfomtrek getoon, wat bydra tot 'n effektiewe ver-
mindering in edeem.

Dit verbeter ook mikrosirkulatoriese parameters, insluitend
transkutane gedeeltelike druk van suurstof en koolstofdioksied
(tcPO2, tcPCO2) en veneuse reaksie (VAR).

Veiligheid en verdraagsaamheid

Alhoewel die nadelige gevolge wat verband hou met TTFCA
sag is, soos maagpyn en naarheid, is die voorkoms daarvan
laag, wat die veiligheidsprofiel van hierdie behandeling ver-
sterk.

Biologiese meganismes van aksie

Versterking van die kapillêre versperring: TTFCA verminder kapillêre deurlaatbaarheid deur die veneuse mure te versterk, wat lekkasie en oedeemvorming verminder.

Verbeterde mikrosirkulasie: Dit werk direk op die verbetering van veneuse vloei, wat veneuse opbrengs vergemaklik en bloedstagnasie in die onderste ledemate verminder.

Praktiese Toepassing en Omvattende Bestuur

Aangepaste toediening: Dit word aanbeveel om behandeling met dosering te begin gebaseer op die erns van simptome en aan te pas op grond van individuele pasiëntrespons.

Die totale triterpeenfraksie van Centella asiatica (TTFCA) is omvattend ondersoek vir die effek daarvan op die verbetering van die simptome van chroniese veneuse insuffisiënt (CVI), wat belowende resultate in verskeie ondersoeke toon. Daar is getoon dat TTFCA algemene simptome van CVI soos edeem, beenpyn en pruritus aansienlik verbeter. Hierdie verbeterings is waargeneem met dosisse wat wissel van 30 mg twee keer per dag tot 120 mg per dag, toegedien vir periodes wat wissel van 28 tot 60 dae.

Wat die veiligheid en verdraagsaamheid van TTFCA betref, het studies aangedui dat newe-effekte sag is en gastro-intestinale simptome soos maagpyn en naarheid kan insluit, hoewel dit skaars is. Hierdie gunstige veiligheidsprofiel maak TTFCA 'n opsie om te oorweeg in die bestuur van CVI.

Dit is belangrik dat enige TTFCA-aanvulling onder toesig van 'n gesondheidswerker moet wees om die dosis aan te pas by individuele behoeftes en antwoorde, en om behoorlike integrasie met ander vorme van CVI-bestuur te verseker, soos kompressie-terapie en ander dermo-beskermende behandelings. Dit verseker 'n omvattende benadering wat terapeutiese voordele maksimeer, terwyl die risiko van nadelige effekte tot die minimum beperk word.

Voordat u TTFCA begin gebruik, moet u 'n gesondheidswerker raadpleeg om seker te maak dat dit die beste by u is, veral as u ander medikasie gebruik.

Hoe lank moet ek TTFCA neem om verbeterings in CVI-simptome te sien?

Studies stel voor dat TTFCA vir 'n tydperk van 28 tot 60 dae geneem word om beduidende verbeterings in CVI-simptome te sien, maar die duur kan wissel na gelang van individuele reaksie.

Is daar newe-effekte om TTFCA te neem?

Newe-effekte is sag en sluit gastro-intestinale simptome soos maagpyn en naarheid in. As u nadelige gevolge ervaar, is dit belangrik om 'n dokter te raadpleeg.

Monitering van effekte en dosisaanpassings:

Dit is noodsaaklik dat TTFCA-dosering deur 'n dokter gepersonaliseer en gemonitor word, veral aan die begin van behandeling, om dosisse aan te pas op grond van pasiëntbehoeftes en -antwoorde.

Omvattende evaluering:

Oorweeg gereelde beenomtrek en velkwaliteitsbeoordelings om die doeltreffendheid van TTFCA in die bestuur van CVI te monitor en behandeling aan te pas soos nodig.

Gevolgtrekking

Die totale triterpeenfraksie van Centella asiatica word aangebied as 'n waardevolle terapeutiese opsie om simptome en lewenskwaliteit by pasiënte met CVI te verbeter. Met gedokumenteerde voordele en 'n gunstige veiligheidsprofiel, verdien hierdie natuurlike behandeling om ernstig oorweeg te word in chroniese veneuse onvoldoende bestuursprotokolle, altyd onder toesig van gesondheidswerkers en aangepas vir die pasiënt se individuele behoeftes.

Die belangrikheid van vitamien D in die genesing van spatare-geassosieerde ulkusse

Het u al ooit gewonder waarom sommige wonde stadiger genees as ander, veral as dit kom by beensere wat verband hou met spatare? Deur hierdie hoofstuk sal ons ondersoek hoe 'n noodsaaklike voedingstof, vitamien D, 'n deurslaggewende rol speel in die genesing van hierdie ulkusse, wat jou 'n nuwe perspektief en gereedskap gee om jou gesondheid beter te bestuur.

Die belangrike rol van vitamien D in jou liggaam

Vitamien D, bekend as die "sonskyn vitamien," is nie net van kritieke belang om jou bene sterk te hou nie, maar dit het ook 'n beduidende impak op ander areas van jou gesondheid, insluitend immuunstelselfunksie en inflammatoriese prosesse. Hierdie noodsaaklike voedingstof help om jou liggaam se reaksie op infeksie en inflammasie te reguleer, twee kritieke faktore in ulkusgenesing.

Hoe vitamien D ulkusgenesing ondersteun

1. Verbeterde immuunfunksie:

Vitamien D is noodsaaklik vir die behoorlike funksionering van jou immuunstelsel. Dit help om jou liggaam se verdediging te aktiveer wat infeksie beveg, wat noodsaaklik is vir effektiewe ulkusgenesing.

2. Modulasie van inflammasie:

Daarbenewens speel hierdie vitamien 'n rol in die modulering van die inflammatoriese respons. Deur inflammasie te beheer, kan vitamien D weefselskade in die ulkusarea verminder en sodoende genesing vergemaklik.

Aanbevole dosis en waargenome voordele

Effektiewe dosis:Die aanbevole dosis vir verbeterings in ulkusgenesing is weekliks 4,000 IE vitamien D. Daar is getoon dat hierdie hoeveelheid effektief is om genesing aansienlik te verbeter.

Impak op biochemiese parameters: Nie net word verbeterings waargeneem in ulkusgenesing nie, maar ook in belangrike bio-chemiese parameters soos HbA1c ('n aanduiding van bloedglu-kosebeheer) en lipiedprofiel, wat cholesterol en trigliseriede insluit, wat kardiovaskulêre gesondheid verbeter.

Korrelasie tussen vitamien D-vlakke en ulkusgenesing

'N Positiewe korrelasie is gevind tussen voldoende vitamien D-vlakke en verbeterde ulkusgenesing. Dit beteken dat die

handhawing van optimale vitamien D-vlakke nie net voordelig
is vir jou been- en immuungesondheid nie, maar ook nood-
saaklik is om vinniger van veneuse ulkusse te herstel.

Praktiese wenke vir vitamien D-inname

1. Absorpsie-optimalisering:

 Neem vitamien D saam met 'n maaltyd wat vet bevat. Vita-
mien D is vetoplosbaar, dus word die opname daarvan verbeter
wanneer dit ingeneem word met voedsel wat ryk is aan
gesonde vet, soos avokado, neute, sade of olyfolie.

2. Diversifikasie van bronne:

 Moenie net op aanvullings staatmaak nie; probeer ook om
vitamien D uit natuurlike bronne te kry. Salm, tuna, haring en
eiers is uitstekende bronne, asook versterkte produkte soos
sommige soorte melk en graan.

3. Gereeldheid en meting:

 Neem gereeld vitamien D-aanvullings soos aanbeveel deur u
dokter en oorweeg gereelde bloedtoetse om u vitamien D-
vlakke te monitor en die dosis aan te pas indien nodig.

1. Hoeveel vitamien D moet ek daagliks inneem as ek spatare
het?

Die dosis kan wissel afhangende van individuele behoeftes en gesondheidstatus. Vir ulkusgenesing is tot 4 000 IE weekliks gebruik, maar dit is noodsaaklik om 'n dokter te raadpleeg vir 'n persoonlike dosis.

2. Kan ek genoeg vitamien D alleen uit die son kry?

Sonblootstelling kan help om vitamien D te produseer, maar die hoeveelheid wissel na gelang van geografiese ligging, seisoen en veltipe. In baie gevalle, veral in minder sonnige klimate, is dit nodig om aan te vul met dieet of aanvullings.

3. Wat doen ek as ek newe-effekte met vitamien D-aanvullings ervaar?

As u newe-effekte soos maagpyn, moegheid of simptome van oortollige kalsium ervaar (verwarring, verhoogde dors), moet u dadelik u dokter raadpleeg.

Wenke vir mediese toesig

1. Aanvanklike konsultasie en gereelde evaluerings:

Voordat u met enige aanvulling begin, veral as u reeds bestaande toestande het, is dit van kardinale belang om 'n mediese evaluering te kry. Gereelde opvolgings sal help om die dosis aan te pas en interaksies met ander medikasie te vermy.

2. Interaksie monitering:

Vertel jou dokter oor alle medikasie en aanvullings wat jy neem om interaksies te vermy, veral as jy medikasie gebruik wat bloedstolling of die metabolisme van ander voedingstowwe beïnvloed.

3. Opvoeding oor tekens van toksisiteit:

Alhoewel skaars, kan vitamien D-toksisiteit voorkom, veral met hoë dosisse. Dit is belangrik om ingelig te word oor tekens van toksisiteit, soos naarheid, braking, swakheid en nierprobleme, en om te weet wanneer om mediese hulp te soek.

Gevolgtrekking

Die integrasie van 'n voedingsbenadering, veral die verhoging van vitamien D-inname, kan 'n waardevolle strategie in u behandelingsplan vir spatare en hul komplikasies wees. Bespreek met jou dokter die moontlikheid om jou vitamien D-vlakke te meet en oorweeg aanvulling indien nodig om jou genesingsproses te optimaliseer en jou lewenskwaliteit te verbeter.

Hierdie hoofstuk het jou toegerus met belangrike insigte oor hoe 'n eenvoudige aanpassing aan jou vitamienregime kan lei tot beduidende verbeterings in jou vel se gesondheid en vinniger ulkusgenesing. Ek nooi u uit om aktiewe stappe te neem in die rigting van meer effektiewe herstel en verbeterde welstand. Is jy gereed om daardie verandering te maak?

Vitamien C in die bestuur van spatare: buite kardiovaskulêre voorkoming

Stel jou voor 'n helder, sonnige dag, perfek vir 'n wandeling in die park, maar jy stop, bekommerd oor die pyn en swelling in jou bene as gevolg van spatare. Kan 'n eenvoudige verandering in jou dieet of daaglikse vitamien C-aanvulling die sleutel tot die verbetering van jou lewenskwaliteit wees? In hierdie hoofstuk sal ons ondersoek hoe vitamien C, buiten sy bekende voordele, 'n bondgenoot kan wees in die bestuur van spatare.

Vitamien C word erken vir sy kragtige antioksidante effek en sy rol in kardiovaskulêre gesondheid. Onlangse studies het egter getoon dat hoewel vitamien C nie die risiko van kardiovaskulêre siektes soos hartaanvalle of beroertes direk verminder nie, geen beduidende negatiewe effekte van die aanvulling daarvan op algemene vaskulêre gesondheid gevind is nie. Dit kan vir u relevant wees as u spatare het, aangesien die handhawing van goeie kardiovaskulêre gesondheid noodsaaklik is in die bestuur daarvan.

 Biologiese meganismes van vitamien C in vaskulêre gesondheid

1. Vitamien C beskerm jou liggaam se selle teen skade wat veroorsaak word deur vrye radikale deur sy antioksidante funksie. Hierdie proses is van kardinale

belang vir die handhawing van die integriteit van u
bloedvatmure, wat veral relevant is vir mense met
spatare.

2. Alhoewel dit nie die belangrikste kardiovaskulêre
   siektetoestande direk verminder nie, verbeter vitamien
   C die mikrovaskulêre omgewing. Dit is belangrik vir
   die bestuur van simptome wat verband hou met spatare,
   soos inflammasie en pyn, deur die invloed daarvan op
   plaaslike bloedsirkulasie en die vermindering van oksi-
   datiewe stres.

Rol in kollageensintese:

Vitamien C is noodsaaklik vir die sintese van kollageen, die
proteïen wat verantwoordelik is vir die sterkte en elastisiteit
van die vel en bloedvate. Dit is veral relevant in die konteks
van ulkusse wat kan ontwikkel by mense met gevorderde
spatare.

In studies is waargeneem dat vitamien C-vlakke aansienlik
laer is by pasiënte met diabetiese ulkusse, wat 'n potensiële rol
in die voorkoming en bestuur daarvan voorstel.

Praktyk

In die afwesigheid van vaste bewyse om eksklusiewe vitamien
C-aanvulling te ondersteun om kardiovaskulêre gebeure te
voorkom, is dit raadsaam om hierdie vitamien te verkry deur 'n
dieet ryk aan vrugte en groente, soos sitrusvrugte, aarbeie,
kiwi, soetrissies en broccoli.

As jy besluit om aan te vul, is dit noodsaaklik om dit onder toesig van 'n gesondheidswerker te doen. Dit is van kardinale belang, veral as u bestaande kardiovaskulêre of bloedsomloop gesondheidstoestande het.

Hierdie hoofstuk nooi jou uit om vitamien C nie net as 'n aanvulling te oorweeg nie, maar as deel van 'n gesonde leefstyl wat jou bestuur van spatare en hul gepaardgaande komplikasies aansienlik kan verbeter.

Praktiese wenke vir vitamien C-aanvulling

1. Verhoog u inname van voedsel wat ryk is aan vitamien C, soos sitrusvrugte, aarbeie, kiwi, soetrissies en broccoli. As u hierdie voedsel in u daaglikse dieet insluit, kan dit die kwaliteit van u vel verbeter en u bloedvate versterk.
2. Oorweeg aanvulling slegs onder leiding van 'n gesondheidswerker, veral as u reeds bestaande toestande het of ander medikasie gebruik.

Kan vitamien C spatare direk verbeter?

Vitamien C behandel nie spatare direk nie, maar dit verbeter vaskulêre gesondheid en bloedvatintegriteit deur sy antioksidante effekte, wat kan help om simptome wat verband hou met spatare te bestuur.

44

Hoeveel vitamien C is veilig om daagliks te verbruik?

 Die aanbevole hoeveelheid vitamien C vir volwassenes wissel, maar 65 tot 90 mg per dag is voldoende. Dit is belangrik om nie 2,000 mg daagliks te oorskry om newe-effekte te voorkom nie.

Gereelde konsultasies:

 Beplan gereelde ondersoeke met u dokter om die effektiwiteit van vitamien C-aanvulling te monitor en die dosis aan te pas indien nodig.

Evaluering van geneesmiddelinteraksie:

 Bespreek met jou dokter alle medikasie wat jy neem om te verseker dat daar geen nadelige interaksies met vitamien C-aanvulling is nie.

Die balans van liggaamsgewig en spatare: 'n belangrike balans

As voedingsdeskundige wat toegewy is aan die studie en toepassing van holistiese welstandstrategieë, het ek herhaaldelik waargeneem hoe gewigsbestuur die behandeling en simptome van spatare direk beïnvloed. In hierdie hoofstuk nooi ek u uit om nie net die wetenskaplike verbande tussen oorgewig en spatare te ondersoek nie, maar ook hoe praktiese aanpassings in u daaglikse lewe u veneuse gesondheid aansienlik kan verbeter.

Dink aan die are in jou bene as paaie wat onder ekstra druk geneig raak tot obstruksie en skade. Oorgewig en vetsug, wat 64% van sekere bevolkings affekteer, plaas aansienlike druk op hierdie "snelweë", wat spatare simptome versterk en die risiko van ernstige komplikasies soos veneuse ulkusse verhoog. Maar hoe presies gebeur dit?

Oormatige gewig belas nie net die are fisies nie, maar veroorsaak ook metaboliese en inflammatoriese veranderinge. Byvoorbeeld, vetsug verhoog intra-abdominale druk, wat veneuse opbrengs belemmer, wat noodsaaklik is vir gesonde bloedvloei. Daarbenewens skei oortollige vetweefsel stowwe

af wat 'n chroniese inflammatoriese toestand bevorder, wat die
gesondheid van jou are verder bemoeilik.

 Innovasies in die behandeling van spatare vir verskillende lig-
gaamsmassa-indekse

Termiese Endo veneuse Terapie (ETA), 'n moderne en effek-
tiewe tegniek, het bewys dat dit besonder effektief is en byna
100% van die behandelde stamare sluit, ongeag of die pasiënt
'n hoë of normale BMI het. Ten spyte van die hoë doel-
treffendheid daarvan, toon opvolg na behandeling dat kom-
plikasies, hoewel skaars, geneig is om meer gereeld voor te
kom by mense met 'n hoër BMI, wat die behoefte aan
noukeurige monitering en persoonlike aanpassings in die han-
tering van antikoagulasie en pyn na die prosedure beklemtoon.

 Praktiese strategieë vir 'n gesonde gewig

Die vermindering en handhawing van 'n gesonde gewig ver-
beter nie net jou veneuse profiel nie, maar verhoog ook die
doeltreffendheid van behandelings soos ETA. Die kombinasie
van 'n gebalanseerde, voedingstofdigte, lae-verwerkte dieet,
tesame met 'n gereelde oefenprogram wat sirkulasie onder-
steun, kan jou spatarebestuur transformeer. Raadpleging van 'n
voedingsdeskundige kan u voorsien van 'n persoonlike plan
wat by u spesifieke behoeftes en doelstellings pas.

Besin oor hoe elke daaglikse keuse jou vaskulêre gesondheid
beïnvloed. Is jy gereed om proaktiewe stappe te doen om jou

simptome te verlig en jou lewensgehalte te verbeter? Die implementering van hierdie aanbevelings sal u nie net op kort termyn bevoordeel nie, maar sal u ook help om toekomstige komplikasies wat met spatare verband hou, te vermy.

Praktiese wenke

Inkorporering van matige fisiese aktiwiteit:

Integreer daaglikse wandelings van minstens 30 minute om sirkulasie te verbeter en druk in die are van die bene te verlig. Verhoog die duur en intensiteit geleidelik volgens u vermoë.

Oefeninge vir beenverhoging:

Voer twee keer per dag beenverhogingsoefeninge uit om veneuse terugkeer te vergemaklik. Dit kan insluit om te lê en jou bene vir 5 tot 10 minute teen 'n muur op te lig.

Handhawing van behoorlike hidrasie:

Drink tussen 1,5 en 2 liter water per dag om goeie sirkulasie te handhaaf en bloeding te verminder.

Hoe beïnvloed oorgewig spatare?

Om oorgewig te wees, verhoog die druk in die are in jou bene, wat jou veneuse kleppe kan verswak en spatare kan vererger.

Watter tipe oefening word aanbeveel vir iemand met spatare?

Verkies lae-impak oefeninge soos swem, stap of fietsry, en vermy aktiwiteite wat op harde oppervlaktes moet spring of hardloop.

Wenke vir mediese toesig

Aanvanklike konsultasie met 'n gesondheidswerker: Voordat u u dieet verander of 'n nuwe oefenprogram begin, moet u 'n dokter raadpleeg om te verseker dat die gekose aktiwiteite veilig is vir u.

Gereelde vorderingsmonitering: Skeduleer gereelde opvolgbe-soeke om vordering te bepaal en die nodige aanpassings aan u spatarebestuursplan aan te bring.

Voedingsevaluering deur 'n spesialis: Oorweeg dit om 'n diee-tkundige te raadpleeg om 'n maaltydplan te ontwikkel wat vas-kulêre gesondheid ondersteun, aangepas by u spesifieke voed-ingsbehoeftes.

Hierdie hoofstuk was 'n uitnodiging om verder te kyk as kon-vensionele spatare-aarbehandeling, en te kyk hoe 'n omvat-tende benadering, insluitend gewigsbestuur, jou behandeling-suitkomste en algehele welstand aansienlik kan verbeter. Jou reis na herstel van en instandhouding van spatare is diep gekoppel aan jou lewenstyl, en elke stap wat jy neem na 'n gesonde gewig is 'n stap in die rigting van gesonder are.

Fisiese aktiwiteit en voeding vir die bestuur van spatare

In ons reis na 'n gesonder lewe, veral vir diegene wat uitdagings soos spatare in die gesig staar, is die balans tussen behoorlike fisiese aktiwiteit en optimale voeding van kritieke belang. Hierdie hoofstuk fokus op hoe fisiese aktiwiteit, gekombineer met kompressieterapie, 'n belangrike rol speel in die behandeling en voorkoming van spatare en hul komplikasies, soos veneuse ulkusse.

Stel jou are voor as riviere wat 'n konstante vloei nodig het om skoon en funksioneel te bly. Wanneer ons 'n sedentêre leefstyl lei, is dit asof daardie riviere stagneer, wat toestande soos spatare kan vererger. Dit is waar fisieke aktiwiteit ter sprake kom. Die uitvoer van lae-impak oefeninge soos stap of swem kan die bloedsomloop aansienlik verbeter, wat noodsaaklik is om bloedstagnasie in die are te voorkom. Maar hoe presies werk dit?

Fisiese aktiwiteit stimuleer sirkulasie in die onderste ledemate, verbeter oksigenasie en voedingstofvervoer na die geaffekteerde gebiede, wat die genesing van ulkusse versnel.

Gereelde oefening kan die sistemiese inflammatoriese respons wat verband hou met spatare en veneuse ulkusse modereer.

Stikstofoksied (NO) Metabolisme Verbetering: Oefening verhoog die produksie van NO, noodsaaklik vir vasodilatasie en vaskulêre gesondheid.

 Aanbevelings gebaseer op die hersiening van effektiwiteit van fisieke aktiwiteit

Deur 'n streng analise van studies het ek geïdentifiseer dat fisiese aktiwiteit, veral in kombinasie met kompressieterapie, die genesing van veneuse ulkusse aansienlik kan verbeter en voorkom dat dit herhaal word. Die oefeninge moet goedkoop wees, maklik om te implementeer en aangepas by almal se vermoë.

 Praktiese implementering van fisiese aktiwiteit

1. Multikomponent oefenprogramme:

 Kombineer weerstandsopleiding met voet- en enkelmobiliteitsoefeninge. Hierdie intervensies moet gemonitor word om behoorlike uitvoering te verseker en kliniese uitkomste te verbeter.

2. Toesig en ondersteuning:

Implementeer afstandmonitering of virtuele opleiding, veral nuttig in situasies soos die COVID-19-pandemie, om die nakoming van oefenprogramme te handhaaf.

3. Deurlopende evaluering:

Om die uitwerking van fisiese aktiwiteit op ulkusgenesing te monitor en om lewenskwaliteit, pynvlakke en gepaardgaande ekonomiese koste te bepaal.

Praktiese wenke

Vestig 'n gereelde oefenroetine:

Begin met lae-impak aktiwiteite soos stap of swem, en verhoog geleidelik die duur en frekwensie van oefeninge. Oorweeg dit om siklusse van voet- en enkeloefeninge in te sluit om veneuse opbrengs te verbeter.

Integreer streksessies:

Sluit strekroetines by jou oefenprogram in. Dit kan help om buigsaamheid en sirkulasie te verbeter, wat druk in die are verminder.

Dra kompressie kouse tydens oefening:

Dra kompressie kouse tydens en na oefening om veneuse
ondersteuning te verbeter en die risiko van swelling te ver-
minder.

Watter tipe oefeninge is die doeltreffendste vir spatare?

Lae-impak oefeninge soos stap, swem en fietsry word die
meeste aanbeveel om sirkulasie te verbeter sonder om te veel
druk op die are te plaas.

Hoe kombineer kompressieterapie met oefening?

Kompressieterapie help om bloedvloei te verbeter en swelling
te verminder, terwyl oefening gesonde bloedsirkulasie
bevorder en die vordering van spatare kan voorkom.

Gereelde konsultasie met professionele persone:

Beplan gereelde besoeke met u dokter om die vordering van
spatare te monitor en die behandeling aan te pas indien nodig.
Dit is van kardinale belang, veral nadat u met 'n nuwe oefen-
program begin het.

Evaluering van die toereikendheid van kompressie kouse:

Maak seker dat die kompressie kouse die regte grootte en
kompressie is. 'N Spesialis kan u help om die geskikste tipe vir
u toestand te kies.

Monitering van oefenreaksie:

Let op hoe jou liggaam reageer op oefening en rapporteer
enige nuwe simptome of verhoogde simptome aan jou dokter.

Gevolgtrekking: 'n stap vorentoe in die behandeling van
spatare

Alhoewel die besonderhede van optimale fisiese aktiwiteit nog
bepaal moet word, kan matige oefening as 'n toevoeging tot
kompressieterapie addisionele voordele bied in die bestuur van
spatare en veneuse ulkusse. Hierdie hoofstuk onderstreep nie
net die belangrikheid van 'n omvattende strategie wat beide
behandelings kombineer nie, maar moedig ook die verpersoon-
liking en aanpassing van hierdie aanbevelings aan by die indi-
viduele behoeftes van elke pasiënt, en verseker sodoende
maksimum doeltreffendheid en veiligheid in hul toepassing.

Terwyl u hierdie inligting oorweeg, moet u nadink oor hoe u
hierdie wenke in u daaglikse lewe kan integreer. Watter stappe
kan jy vandag neem om jou sirkulasie te aktiveer en jou are te
versterk? Hierdie holistiese benadering verbeter nie net jou ve-
neuse toestand nie, maar verhoog ook jou algehele welsyn, so-
dat jy 'n meer aktiewe en gesonde lewe kan geniet.

Joga en die impak daarvan op spatare-bestuur

Het u al ooit opgehou om te oorweeg dat 'n antieke oefening soos joga effektief kan wees, nie net vir u algemene geestelike en fisiese welstand nie, maar ook vir die bestryding van spatare? Hierdie hoofstuk beskryf die bevindings van 'n baanbrekende studie oor die uitwerking van joga op spatare, en verduidelik hoe dit in jou daaglikse roetine geïntegreer kan word om jou vaskulêre gesondheid aansienlik te verbeter.

Die betrokke studie het 'n omvattende blik op die uitwerking van joga op mense met spatare geneem, met die fokus op verskeie sleutelaspekte:

1. Verminderde inflammatoriese merkers: Deelnemers wat joga beoefen het, het 'n beduidende afname in vlakke van hoë sensitiwiteit C-reaktiewe proteïen (hs-CRP) en homosisteïen (HCy), belangrike aanwysers van inflammasie in die liggaam, getoon.

2. Verbetering in fisiese en kardiovaskulêre parameters: Die joga-groep het veral verlagings in liggaamsgewig,

liggaamsmassa-indeks (BMI), bloeddruk en hartklop ervaar,
wat dui op 'n positiewe kardiovaskulêre impak van hierdie
praktyk.

3. Invloed op mikrosirkulasie: Die ingryping met joga het die
funksie van die kuitspier en veneuse terugkeer verbeter, bel-
angrike elemente om veneuse stase te bestry wat gereeld
spatare vergesel.

Studie-gebaseerde aanbevelings

Aanneming van joga-regimes: Deur joga in die behandeling
van spatare in te sluit, kan die sirkulasie aansienlik verbeter en
merkers van inflammasie verminder. Gereelde sessies,
aangepas vir almal, kan 'n beduidende verskil in vaskulêre
gesondheid maak.

Deurlopende monitering van kardiovaskulêre parameters: Dit
word aanbeveel om bloeddruk en hartklop noukeurig te moni-
tor om reaksie op behandeling te assesseer en joga-oefening
aan te pas soos nodig.

Gereelde assessering van endoteelfunksie: Gereelde toetsing
vir inflammatoriese merkers is van kardinale belang, wat insig
kan gee in die evolusie en bestuur van spatare.

Biologiese meganismes onderliggend aan die voordele van joga

Kalfspierfunksie en veneuse terugkeer: Joga versterk kalf-spierfunksie, vergemaklik veneuse opbrengs en verminder die waarskynlikheid dat spatare vorm.

Verminderde sistemiese inflammasie: Ontspanningstegnieke en joga-posisies help om stres en inflammasie te versag, wat are en algehele vaskulêre gesondheid positief beïnvloed.

Verbeterde mikrosirkulasie: Joga-praktyke moedig beter bloedsirkulasie aan, wat noodsaaklik is vir die bestuur van spatare en die vermindering van simptome soos pyn en swelling.

Praktiese toepassing en spesifieke konteks

Verpersoonliking van behandeling: Dit is noodsaaklik om jogasessies aan te pas by die vermoëns en beperkings van elke persoon, om te verseker dat almal veilig en effektief kan deelneem.

Deurlopende opvoeding en ondersteuning: Die verskaffing van deurlopende inligting en ondersteuning aan pasiënte is die sleutel tot die oorkom van fisiese en sielkundige hindernisse, soos vrees vir pyn of besorgdheid oor veiligheid.

Gevolgtrekking: joga, 'n waardevolle aanvulling op die behandeling van spatare

Die insluiting van joga as deel van 'n geïntegreerde benadering tot spatarebestuur is nie net voordelig vir fisiese gesondheid nie, maar verbeter ook lewenskwaliteit deur pyn en inflammasie te verminder. Hierdie hoofstuk het jou deur joga se potensiaal gelei om jou spatarebestuur te transformeer, wat die belangrikheid van 'n persoonlike, goed onder toesig benadering beklemtoon.

Is jy gereed om die volgende stap te neem en te verken hoe joga jou kan help om beter met spatare te leef? Oorweeg hierdie praktyk nie net oefening nie, maar 'n noodsaaklike deel van jou reis na optimale vaskulêre gesondheid.

Praktiese wenke

1. Joga is voordelig vir spatare:

Integreer posisies soos "been teen die muur" (Viparita Karani) en "brugposisie" (Setu Bandhasana) in jou daaglikse oefening.

Hierdie posisies help om bloedsirkulasie in die bene te verbeter, veneuse druk te verlig en swelling te verminder.

2. Frekwensie en duur:

Oefen joga minstens drie keer per week vir 30 tot 45 minute
per sessie.

Gereelde oefening verbeter buigsaamheid, versterk die
kuitspiere en bevorder doeltreffende veneuse opbrengs.

3. Kombineer joga met selfversorgingsmaatreëls:

Dra kompressie kouse gedurende die dag en voer elke paar uur
sagte strekke uit.

Dit help om goeie sirkulasie te handhaaf en die vorming van
nuwe spatare te voorkom.

Kan joga regtig help om spatare te verbeter?

Ja, joga kan voordelig wees vir mense met spatare. Joga-po-
sisies en asemhalingstegnieke verbeter bloedsirkulasie, ver-
minder inflammasie en versterk die kuitspiere, wat veneuse te-
rugkeer vergemaklik en die simptome van spatare verminder.

Wat is die beste joga-posisies vir spatare?

Sommige van die doeltreffendste posisies sluit in "been teen
die muur" (Viparita Karani), "brugposisie" (Setu Bandhasana)
en "afwaartse hondposisie" (Adho Mukha Svanasana). Hierdie
posisies help om sirkulasie te verbeter en druk in die are in jou
bene te verminder.

Is dit veilig om joga te oefen as ek reeds gevorderde spatare
het?

Ja, maar dit is belangrik om dit te doen onder toesig van 'n
gekwalifiseerde joga-instrukteur en verkieslik met die toestem-
ming van u dokter. Dit is van kardinale belang om houdings
aan te pas en diegene wat te veel druk op die are plaas, te
vermy om komplikasies te vermy.

Wenke vir mediese toesig

1. Aanvanklike konsultasie:

Voordat u met enige joga-program begin, raadpleeg u dokter
om u veneuse toestand te evalueer en spesifieke aanbevelings
te ontvang.

Dit verseker dat die gekose joga-posisies veilig en geskik is vir
jou situasie.

2. Gereelde monitering:

Beplan gereelde ondersoeke met jou dokter om jou vordering
te monitor en jou jogaplan aan te pas soos nodig.

Deurlopende monitering help om verbeterings te identifiseer
en die intensiteit of frekwensie van die praktyk aan te pas om
voordele sonder risiko te maksimeer.

3. Samewerking met joga-instrukteurs:

Laat jou joga-instrukteur weet van jou spatare-toestand sodat hulle kan aanpas en veilige aanpassings kan bied.

'N Kundige instrukteur kan u 'n persoonlike praktyk bied wat u beperkings respekteer en u welstand bevorder.

Gevolgtrekking

Joga is nie net 'n voordelige praktyk vir die gees en liggaam nie, maar dit kan ook 'n kragtige instrument wees om spatare te bestuur. Deur joga in u daaglikse roetine te integreer, onder behoorlike toesig, kan u vaskulêre gesondheid aansienlik verbeter, inflammasie verminder en simptome wat met spatare verband hou, verlig. Is jy gereed om te verken hoe joga jou spatarebestuur kan transformeer en jou lewenskwaliteit kan verbeter?

Strategieë om veneuse gesondheid in die werkplek te verbeter

Stel jou voor 'n tipiese dag by jou werkplek, hoeveel ure spandeer jy om in 'n vaste posisie te sit of staan? Het jy geweet dat hierdie eenvoudige roetine die gesondheid van jou are aansienlik kan beïnvloed? In hierdie hoofstuk sal ons ondersoek hoe geringe veranderinge in u werkgewoontes 'n groot invloed kan hê op die voorkoming en bestuur van spatare, 'n toestand wat jaarliks miljoene mense raak.

Onlangse studies het getoon dat die voorkoms van veneuse ulkusse in gevorderde stadiums hoër is by individue wat langer as vier uur op 'n slag staan. Hierdie data is van kardinale belang omdat dit beklemtoon hoe die werkroetine kan bydra tot die ontwikkeling van ernstige veneuse probleme.

As ons in 'n statiese posisie bly, of ons nou staan of sit, word die bloedsomloop in ons bene negatief beïnvloed. Dit gebeur omdat langdurige onaktiwiteit die werking van die 'spierpomp' in ons kalwers voorkom, wat noodsaaklik is om bloed na die hart terug te stoot. Sonder hierdie pompaksie kan bloed in die are opdam, veneuse druk verhoog en mettertyd bydra tot die ontwikkeling van spatare.

Praktiese aanpassings in die werksomgewing

1. Afwisselend tussen staan en sit:

Stel gereelde tussenposes voor waar u wissel tussen sit en staan. As jou werk 'n lang tyd in een posisie behels, neem kort pouses om te loop of ligte strek te doen.

Hierdie gewoonte verminder nie net die druk in die are in jou bene nie, maar dit bevorder ook beter bloedsirkulasie.

2. Herontwerp van die werksomgewing:

  Strategie: Pas werkruimtes aan om mobiliteit te vergemaklik. Byvoorbeeld, die opstel van areas vir werknemers om eenvoudige strekke uit te voer of vir 'n paar minute te loop.

Hierdie wysigings kan 'n beduidende verskil maak in die veneuse gesondheid van almal in die werksomgewing.

Kliniese evaluering en verwysing na spesialiste

As simptome van chroniese veneuse insuffisiënt opgespoor word, is vinnige evaluering deur 'n spesialis noodsaaklik. Diagnostiese toetse kan wissel van nie-indringende metodes, soos Doppler-ultraklank, tot meer komplekse tegnieke. Vir die gemak en veiligheid van pasiënte word egter nie-indringende toetsing verkies.

Voorkoming en deurlopende sorg

In sektore waar staandae die norm is, soos in handel en
gesondheid, is die implementering van voorkomende maatreëls
noodsaaklik. Dit kan insluit:

Dra kompressie kouse: Dit help om sirkulasie te verbeter en te
voorkom dat bloed in die are opdam.

Lae-impak aktiwiteite: Stapprogramme of ligte oefening
tydens pouses kan aansienlik voordelig wees.

Praktiese wenke

Neem 'n ergonomiese werkstasie aan: Maak seker dat jou
werkspasie jou toelaat om af te wissel tussen sit en staan. Oor-
weeg dit om in verstelbare lessenaars te belê wat hierdie afwis-
seling vergemaklik.

Stel aanmanings om te beweeg: Gebruik alarms of programme
wat jou herinner om gereelde pouses te neem om te strek of te
loop, wat kan help om sirkulasie te verbeter en veneuse druk te
verminder.

Pas jou strekroetine aan: Sluit spesifieke oefeninge in wat jy by die werk kan doen om sirkulasie te verbeter, soos om jou enkels te draai, jou kuitspiere te buig en jou bene te rek.

Hoe lank moet ek staan om spatareprobleme te vermy as my werk meestal sittend is?

Ideaal gesproke, probeer om elke uur minstens 5 minute op te staan om die risiko van spatare en ander bloedsomloop-probleme te verminder.

Watter soort kompressie kouse word aanbeveel vir iemand wat die hele dag op hul voete is?

Soek goed gepaste gegradueerde kompressie kouse wat die vlak van kompressie het wat deur jou dokter aanbeveel word, gewoonlik tussen 20 en 30 mmHg vir werksituasies.

Wenke vir mediese toesig

Gereelde konsultasie met 'n spesialis: As u die risiko loop om spatare te ontwikkel of dit reeds het, is dit belangrik om gereelde ondersoeke met 'n vaskulêre spesialis te doen wat u vordering kan monitor en u behandelingsplan kan aanpas in-dien nodig.

Professionele kompressie kousevaluering: Maak seker dat 'n gesondheidswerker jou help om jou kompressiekouse te kies en aan te pas om te verseker dat hulle behoorlike ondersteuning bied sonder om sirkulasie in te boet.

Simptoommonitering: Rapporteer enige nuwe simptome of verhoogde simptome aan u dokter, soos verhoogde swelling, veranderinge in velkleur of beenpyn.

Gevolgtrekking: in ons hande optree

Elke stap wat jy neem, elke verandering wat jy aan jou werkroetine maak, verbeter nie net jou veneuse gesondheid nie, maar verhoog ook jou algehele lewenskwaliteit. Is jy gereed om jou werksomgewing te transformeer en jou are te versorg met dieselfde toewyding waarmee jy vir jou werk sorg?

Hierdie hoofstuk het jou voorsien van praktiese gereedskap en noodsaaklike kennis sodat jy ingeligte besluite kan neem oor hoe om spatare die beste in die werkskonteks te bestuur. Onthou, elke aksie tel op jou pad na optimale veneuse gesondheid.

Die krag van Ruscus aculeatus in die behandeling van spatare

In 'n wêreld waar die natuur middels bied vir al ons kwale, staan 'n min bekende maar kragtige plant uit vir sy vermoë om die simptome van spatare te verlig: Ruscus aculeatus, algemeen bekend as "slagtersbesem." Deur hierdie hoofstuk sal ons ondersoek hoe hierdie plant jou benadering tot die bestuur van spatare kan transformeer, en staatmaak op 'n soliede wetenskaplike basis om doeltreffendheid en veiligheid te verseker.

Stel jou voor 'n klein meerjarige struik, gehard en vol geheime. Inheems aan Europa, Ruscus aculeatus is meer as net 'n plant: dit is 'n arsenaal van bioaktiewe komponente, insluitend saponiene soos ruskogenien en neoruskogenien, flavonoïede, sterole en triterpenes. Hierdie verbindings is nie net ingewikkelde name nie; Hulle is die sleutels om moeg en oorlaaide are te laat herleef.

Voordele van mikrosirkulasie

1. Venotoniese aktiwiteit:

Wat beteken dit? Ruscus aculeatus verbeter veneuse toon. Dit werk deur die vrystelling van norepinefrien te stimuleer, 'n neurotransmitter wat adrenergiese reseptore in die mure van die are aktiveer, wat veroorsaak dat hulle in deursnee toeneem en krimp, wat help om bloed na die hart te dryf.

Praktiese voordeel: Deur veneuse toon te verbeter, word die gevoel van swaarkry in die bene verminder en word die progressie van spatare voorkom.

2. Endoteelbeskerming:

Hoe werk dit? Die plant vertoon kragtige antioksidante en anti-inflammatoriese effekte, wat die selle beskerm wat die binnekant van die are rig. Dit is van kardinale belang om vaskulêre skade te voorkom en gesonde bloedsirkulasie te handhaaf.

Kliniese gebruik en veiligheid

Bewese doeltreffendheid: Ruscus aculeatus is bewys dat dit effektief is in die behandeling van perifere veneuse siekte (PVD) en aambeie. Studies toon 'n beduidende vermindering in die deursnee van die aangetaste are, wat simptome verlig en die lewensgehalte van pasiënte verbeter.

Nadelige gevolge: Alhoewel dit goed verdra word, is dit van kardinale belang om bewus te wees van moontlike nadelige gevolge. Een geval gerapporteer diabetiese ketoasidose, onderstreep die behoefte aan mediese toesig wanneer hierdie aanvulling in jou behandeling ingesluit word.

68

Nadelige gevolge en veiligheid:

Die genoemde newe-effekte is lig, soos hardlywigheid of naar-
heid. Die geïsoleerde geval van gerapporteerde diabetiese ke-
toasidose vereis egter versigtigheid en mediese toesig, veral by
pasiënte met risikofaktore of bestaande toestande. Dit
beklemtoon die belangrikheid van mediese toesig by die oor-
weging van aanvulling met Ruscus aculeatus.

Aanbevelings vir veilige en effektiewe gebruik

Dosis en toediening: Die tipies aanbevole dosis wissel, maar
studies dui daarop dat dosisse van 100-150 mg daagliks effek-
tief is. Dit is van kardinale belang om doseringsinstruksies te
volg en 'n gesondheidswerker te raadpleeg voordat u met enige
nuwe aanvulling begin, veral om die dosis aan te pas op grond
van individuele reaksie en interaksies of newe-effekte te
voorkom.

Mediese monitering en toesig: Gegewe die potensiaal vir
newe-effekte en interaksie met ander mediese toestande, is
monitering deur 'n gesondheidswerker noodsaaklik. Dit
verseker dat die behandeling nie net effektief is nie, maar ook
veilig is vir die pasiënt.

Praktiese wenke

Gereelde gebruik van uittreksels: Oorweeg dit om Ruscus aculeatus-aanvullings in u daaglikse roetine in te sluit. Die aanbevole dosis is gewoonlik 100-150 mg per dag, afhangende van die konsentrasie van die uittreksels en die mediese aanbeveling.

Aktuele toepassings: Verken aktuele produkte wat Ruscus aculeatus bevat, soos gels of ys, wat direk op aangetaste gebiede toegedien kan word om simptome soos swaarkry en edeem te verlig.

Kombinasie met ander behandelings: Gebruik Ruscus aculeatus in kombinasie met ander behandelings soos kompressiekouse en dieetaanpassings om die voordele in die bestuur van spatare te maksimeer.

Is Ruscus aculeatus geskik vir alle pasiënte met spatare?

Alhoewel dit voordelig is vir baie, moet die gebruik daarvan individueel geëvalueer word, veral by mense met bestaande gesondheidstoestande. Raadpleeg altyd 'n professionele persoon voordat u 'n nuwe aanvulling begin.

Hoe lank moet dit neem vir Ruscus aculeatus om verbeterings te sien?

Die voordele kan tipies gesien word na 'n paar weke van aaneenlopende gebruik. Resultate kan egter wissel afhangende van die individu en die erns van simptome.

Wenke vir mediese toesig

Aanvanklike evaluering en opvolg: Voordat u met Ruscus aculeatus begin, is dit belangrik om 'n mediese evaluering uit te voer om die geskiktheid van hierdie aanvulling vir u spesifieke geval te bepaal. Gereelde opvolg sal help om die dosis aan te pas en die doeltreffendheid en veiligheid van die behandeling te monitor.

Monitering van interaksies en newe-effekte: Aangesien Ruscus aculeatus met ander medisyne en aanvullings kan kommunikeer, is mediese toesig van kardinale belang om nadelige interaksies te voorkom en enige newe-effekte vroeg te herken.

Gevolgtrekking: 'n Groen bondgenoot vir jou are

Ruscus aculeatus is nie net 'n aanvulling nie; Dit is die natuur se belofte vir beter aargesondheid. Deur hierdie plant in jou spatarebestuurstrategie te integreer, vergesel van gereelde oefening en 'n gebalanseerde dieet, kan jy aansienlike beheer oor jou simptome verkry en jou lewenskwaliteit verbeter. Hierdie hoofstuk het nie net uiteengesit hoe die plant tot jou voordeel werk nie, maar ook hoe jy dit veilig en effektief kan implementeer.

Hawthorn (Crataegus spp.) en sy rol in die bestuur van spatare

Stel jou voor 'n plant wat nie net die landskap met sy delikate blomme en rooi vrugte verfraai nie, maar ook die krag verberg om jou are te beskerm en te laat herleef. Die Hawthorn, of hawthorn, is daardie stille voog, 'n onverwagte bondgenoot in die stryd teen spatare. In hierdie hoofstuk sal ons uitvind hoe hierdie antieke plant jou kan help om mikrosirkulasie te verbeter en jou are te beskerm.

Inheems aan gematigde streke van Europa, word meidoorn al geslagte lank vereer vir sy kardiotoniese eienskappe. Die voordele daarvan strek egter verder as die hart en strek tot by die klein are wat deel uitmaak van die uitgestrekte bloedsomloop van ons liggaam.

Dit bevat triterpeen- en fenoliese sure, wat sy beskermende en herstelende effekte versterk.

 Voordele vir mikrosirkulasie

1. Ontspanningsglas:

Wat beteken dit? Hawthorn bevorder die afskeiding van stikstofoksied, 'n belangrike molekule wat help om die gladde spiere in die are te verslap. Dit vergemaklik vryer bloedvloei en verminder druk wat spatare kan veroorsaak.

2. Endoteelbeskerming:

Hoe beskerm dit are? Die plant versterk die interne versperring van die are (die endotheel), inhibeer prosesse wat dit kan beskadig en aktiveer meganismes wat dit stabiliseer. Dit is noodsaaklik om spatare te voorkom, aangesien 'n gesonde endotheel verhoed dat bloed opdam en spatare vorm.

Kliniese gebruik en voorsorgmaatreëls

Terapeutiese toepassings: Hawthorn het belofte getoon in die behandeling van iskemie en die voorkoming van aritmieë. Die vermoë om te beskerm teen reperfusie / iskemie besering maak dit 'n ideale kandidaat vir meer in-diepte studies in die konteks van veneuse siektes.

Nadelige gevolge:

Alhoewel dit veilig is, is sommige nadelige effekte soos duiseligheid en gastro-intestinale ongemak aangemeld. Dit is belangrik om met 'n gesondheidswerker te konsulteer voordat u met enige aanvulling begin, veral tydens swangerskap of borsvoeding.

Hawthorn, of hawthorn, is ondersoek vir sy vermoë om kardio-
vaskulêre gesondheid te verbeter en kan diegene met spatare
bevoordeel vir die uitwerking daarvan op mikrosirkulasie.
Hierdie verbindings help om perifere en koronêre bloedvate te
verwyd, wat bloedvloei na die hart verbeter en kan nuttig wees
om geassosieerde toestande soos borspyn of angina te verlig.

Daarbenewens bevorder Hawthorn die afskeiding van stiksto-
foksied, 'n natuurlike vasodilator wat bloedvate verslap en al-
gehele sirkulasie verbeter, wat veral voordelig kan wees vir
aangetaste mikrosirkulasie in gevalle van spatare.

As u dit oorweeg om Hawthorn by u daaglikse behandeling in
te sluit, is dit raadsaam om dit onder mediese toesig te doen,
veral as u swanger is, borsvoed of medisyne vir hartsiektes
neem, aangesien dit met hierdie behandelings kan wissel.

Hierdie natuurlike benadering, gekombineer met 'n aktiewe
lewenstyl en gesonde eetgewoontes, kan 'n waardevolle deel
van u strategie wees om spatare te bestuur en u kardiovas-
kulêre welstand te verbeter.

 Praktiese wenke

Daaglikse toevoeging: Oorweeg dit om meidoorn in u
daaglikse behandeling in te sluit deur kapsules of tee. Maak

seker dat u gestandaardiseerde uittreksels gebruik vir die beste resultate.

Kombinasie van behandelings: Gebruik meidoorn in kombinasie met ander spatare-terapieë, soos kompressiekouse en oefening, om die voordelige effekte te maksimeer.

Hoe lank neem dit om die effekte van meidoorn te sien?

Die voordele van meidoorn kan 'n paar weke neem om te manifesteer. Volharding is die sleutel, en die gevolge kan van persoon tot persoon verskil.

Is daar enige geneesmiddelinteraksies met meidoorn?

Ja, meidoorn kan interaksie hê met hart- en bloeddrukmedikasie. Raadpleeg altyd 'n gesondheidswerker voordat u dit begin neem, veral as u reeds onder mediese behandeling is.

Wenke vir mediese toesig

Gereelde konsultasies: Voordat u met meidoorn begin, raadpleeg 'n gesondheidswerker. Dit is van kardinale belang om die dosis toepaslik aan te pas en die reaksie op behandeling te monitor.

Monitering van newe-effekte: Alhoewel meidoorn veilig is, is dit belangrik om te kyk vir newe-effekte soos duiseligheid of gastro-intestinale ongemak. Rapporteer enige nadelige simptome aan u dokter.

Gevolgtrekking: Beyond Beauty

Hawthorn is nie net 'n pragtige plant nie; Dit is 'n bewys van hoe die natuur ons kragtige gereedskap bied om op 'n omvattende manier vir ons gesondheid te sorg. Deur Hawthorn in jou lewe te integreer, kies jy nie net om jou spatare te behandel nie, maar jy neem ook 'n bewuste besluit om jou bloedsomloopstelsel te beskerm en te verbeter.

Ginseng: 'n Antieke bondgenoot vir moderne veneuse gesondheid

Stel jou vir 'n oomblik 'n wortel voor wat nie net vir millennia in tradisionele Asiatiese medisyne gewaardeer is nie, maar ook die mag het om jou are van binne te laat herleef. Ons praat oor ginseng, 'n plant waarvan die wortels meer as eenvoudige mites verberg: hulle verberg 'n natuurlike apteek wat jou veneuse sirkulasie aansienlik kan verbeter.

Ontdek Ginseng

Ginseng, wat in Oosterse medisyne vereer word vir sy vermoë om die liggaam en gees te balanseer, bevat 'n aantal bioaktiewe verbindings genaamd ginsenosides. Hierdie verbindings is verantwoordelik vir baie van ginseng se gesondheidsvoordele, en hul studie het dokters en wetenskaplikes gefassineer.

Bioaktiewe komponente en hul effekte

Ginsenosides (Rb1, Rg1, Rg3, Re, Rd): Hierdie saponiene speel 'n deurslaggewende rol in die bevordering van kardiovaskulêre en veneuse gesondheid. Hulle werk op die vaskulêre stelsel op maniere wat die gesondheid van spatare-lyers kan transformeer.

Alkaloïede en fenoliese sure: Hulle komplementeer die werking van ginsenosiede, wat antioksidante en anti-inflammatoriese beskerming bied.

Voordele vir mikrosirkulasie

1. Vasodilatasie:

Hoe werk dit? Ginsenosides stimuleer die produksie van stikstofoksied in die endotheel, die binneste laag are. Dit veroorsaak dat die vaskulêre gladde spiere ontspan, sodat die are kan verwyd en beter bloedvloei vergemaklik. Kan jy jou voorstel om die vervoer van bloed deur jou are te vergemaklik soos om 'n verkeersknoop op 'n besige pad skoon te maak?

2. Endoteelbeskerming:

Wat impliseer dit? Benewens die verbetering van sirkulasie, beskerm ginseng aarmure teen reperfusie / iskemie (I / R) skade, dit is wanneer bloedvloei herstel word na 'n voorheen suurstof-ontneemde area. Hierdie tipe beskerming is van kardinale belang om langtermyn veneuse skade te voorkom.

Oorwegings en nadelige gevolge

Alhoewel ginseng 'n kragtige bondgenoot vir veneuse gesondheid is, is die gebruik daarvan nie sonder voorsorgmaatreëls

nie. Sommige nadelige gevolge sluit in naarheid, diarree en
slapeloosheid, en dit is veral belangrik om die verbruik daar-
van tydens swangerskap of borsvoeding te vermy as gevolg
van die uitwerking daarvan op miometriale toon en bewee-
glikheid.

Het jy al ooit oorweeg hoe 'n plant soos ginseng die bestuur
van jou spatare kan verander? Watter veranderinge kan jy in
jou daaglikse lewe implementeer om voordeel te trek uit die
voordele daarvan?

Gevolgtrekking: Ginseng, meer as 'n wonderbaarlike wortel

Ginseng bied meer as staaltjies van tradisionele medisyne; Dit
bied oplossings wat deur die moderne wetenskap gerugsteun
word vir hedendaagse bloedsomloopprobleme. Deur ginseng
in jou daaglikse behandeling te integreer, tesame met 'n ge-
balanseerde dieet en oefening, sorg jy nie net vir jou are nie,
maar verbeter jou algehele vaskulêre gesondheid.

In die volgende bladsye sal ons voortgaan om ander natuurlike
middels en voedingstrategieë te ondersoek wat die gebruik van
ginseng aanvul, om te verseker dat u die nodige gereedskap het
om 'n lewe vry te maak van die beperkings wat spatare oplê.

Ginseng, gewaardeer in tradisionele Asiatiese medisyne vir sy
vele voordele, bevat ginsenosiede soos Rb1, Rg1, Rg3, Re, Rd,

wat noodsaaklik is vir die verbetering van kardiovaskulêre en veneuse gesondheid. Hierdie verbindings stimuleer die produksie van stikstofoksied, wat vasodilatasie vergemaklik en mikrosirkulasie verbeter. Daarbenewens bied ginseng antioksidante en anti-inflammatoriese beskerming, wat noodsaaklik is vir die handhawing van goeie ader gesondheid en die voorkoming van komplikasies wat verband hou met spatare.

 Voordele van ginseng vir mikrosirkulasie en veneuse gesondheid

1. Vasodilatasie: Ginsenosides stimuleer die verslapping van vaskulêre gladde spiere, wat beter bloedvloei moontlik maak en druk in die are verminder.

2. Endotheelbeskerming: Ginseng beskerm die endotheel, die binneste laag are, teen potensiële skade, wat noodsaaklik is om langtermyn veneuse probleme te voorkom.

 Nadelige gevolge en voorsorgmaatreëls

Alhoewel ginseng goed verdra word, kan dit naarheid, diarree en slapeloosheid veroorsaak.

Dit is belangrik om verbruik tydens swangerskap of borsvoeding te vermy as gevolg van die uitwerking daarvan op miometriale toon en beweeglikheid.

 Praktyk

Die integrasie van ginseng in jou daaglikse behandeling kan jou spatarebestuur aansienlik verbeter.

80

Dit is raadsaam om dit onder mediese toesig te doen om die dosis toepaslik aan te pas en moontlike nadelige effekte te monitor.

Die gebruik van ginseng, gekombineer met 'n gebalanseerde dieet en gereelde oefening, kan 'n omvattende strategie bied om vaskulêre gesondheid te verbeter en spatare simptome te verlig.

Praktiese wenke

Ginseng-inlywing: Integreer ginseng in jou dieet deur ginseng kapsules of tee. Maak seker dat jy met lae dosisse begin om verdraagsaamheid te bepaal.

Kombinasie van behandelings: Kombineer die gebruik van ginseng met ander behandelings wat aanbeveel word vir spatare, soos beenhoogtes en die gebruik van kompressiekouse, om resultate te optimaliseer.

Hoe lank moet dit ginseng neem om spatare te verbeter?

Effekte kan wissel, maar dit word aanbeveel om die voordele na 8 tot 12 weke van konsekwente gebruik te evalueer.

Kan ginseng interaksie met medikasie hê?

Ja, ginseng kan interaksie hê met bloedverdunningsmedikasie en diegene wat die immuunstelsel beïnvloed. Dit is noodsaaklik om met 'n dokter te konsulteer voordat u ginseng begin, veral as u reeds mediese behandeling ondergaan.

Wenke vir mediese toesig

Aanvanklike konsultasie: Voordat jy ginsengaanvulling begin, raadpleeg 'n gesondheidswerker om jou spesifieke situasie en interaksies met ander behandelings te evalueer.

Reaksie monitering: Dit is belangrik om gereeld op te volg om die dosis aan te pas indien nodig en te monitor vir enige newe-effekte of interaksies met ander medikasie wat jy neem.

Vitis vinifera L.: Die krag van die wingerd in die stryd teen spatare

In die hart van die wingerde groei nie net die druiwe wat aanleiding gee tot die wêreld se mooiste wyne nie, maar ook 'n natuurlike en kragtige oplossing vir diegene wat aan spatare ly. Rooi blaar uittreksel, afgelei van die Vitis vinifera L. plant, is 'n bondgenoot in vaskulêre gesondheid danksy sy ryk samestelling van bioaktiewe verbindings.

'N Kykie na die komponente van die wingerdstok

Die wingerdstok is nie net die bron van druiwe nie, maar ook 'n reservoir van fenoliese verbindings soos resveratrol, galiensuur, katekin en 'n verskeidenheid flavonoïede en procyanidiene. Hierdie komponente is bekend vir hul kragtige anti-oksidante en anti-inflammatoriese effekte, wat 'n belangrike rol speel in die beskerming en verbetering van mikrosirkulasie.

Belangrike voordele vir spatare

1. Endoteelbeskerming en vaartuigverslapping:

Hoe werk dit? Resveratrol en procyanidiene van wingerde kan stikstofoksied (NO) sintese in die endotheel verhoog, wat die verslapping van bloedvate vergemaklik en sirkulasie verbeter. Hierdie effek is noodsaaklik vir die voorkoming van veneuse stase, 'n oorheersende toestand in spatare.

Sigbare effekte: Het u al ooit 'n afname in die swaarkry en pyn in u bene opgemerk na 'n verandering in u dieet of roetine? Hierdie verbindings help om daardie lastige simptome te verminder, wat jou lewenskwaliteit aansienlik verbeter.

2. Vermindering van inflammasie en kapillêre deurlaatbaarheid:

Impak: Procyanidine B1 het anti-inflammatoriese effekte wat kapillêre deurlaatbaarheid verminder. Hierdie proses is van kritieke belang vir die vermindering van edeem en die gevoel van swaarkry in die bene, twee algemene en afwykende simptome van spatare.

Kliniese toepassings en oorwegings

Kliniese gebruik: Vitis vinifera L. is effektief gebruik in die behandeling van perifere veneuse siekte en hemorrhoïdale toestande. Die vermindering in ydele deursnee bewys sy potensiaal om veneuse toestand te verbeter.

nadelige effekte: Alhoewel dit goed verdra word, is dit belangrik om bewus te wees van moontlike gastro-intestinale ongemak of allergiese reaksies. Die insluiting van hierdie uittreksel moet noukeurig oorweeg word, veral as jy swanger is of borsvoed.

Kan jy jou voorstel om 'n element so natuurlik soos rooi-
blaarekstrak in jou daaglikse roetine te integreer? Hier is 'n
paar voorstelle:

Dieetintegrasie: Oorweeg aanvullings wat Vitis vinifera L. uit-
treksel bevat, of inkorporeer natuurlike produkte wat van die
wingerdstok afkomstig is in jou etes.

Mediese konsultasies: Moenie vergeet om met u dokter te kon-
sulteer voordat u met enige aanvulling begin nie, veral as u
bestaande toestande het.

Soos jy deur die lewe loop, is elke stap wat jy neem om jou are
te versorg, 'n stap in die rigting van beter gesondheid. Rooi-
blaar uittreksel is nie net 'n aanvulling nie; Dit is 'n bewys van
hoe die natuur ons vaskulêre gesondheid kan onderhou en ver-
beter.

Hierdie hoofstuk gee u nie net 'n diepgaande begrip van die
voordele van Vitis vinifera L. nie, maar dit nooi u ook uit om
te ondersoek hoe u geringe veranderinge in u lewe kan aan-
bring vir groot verbeterings in u veneuse gesondheid. Is jy ger-
eed om daardie stap te neem?

Dit is belangrik om daarop te let dat hoewel rooi blaar uit-
treksel goed verdra word, dit in sommige gevalle gastro-intes-
tinale ongemak of allergiese reaksies kan veroorsaak. Daarom

word aanbeveel om enige aanvulling met 'n gesond-
heidswerker te bespreek, veral as u bestaande toestande het of
as u swanger is of borsvoed.

Hoe lank neem dit voordat die effekte van rooi wingerdekstrak
op spatare gesien word?

Die effekte kan wissel, maar dit word aanbeveel om die voor-
dele na konsekwente gebruik vir ten minste 3 tot 6 weke te
evalueer.

Het rooi wingerd uittreksel newe-effekte?

Alhoewel dit goed verdra word, kan dit in sommige gevalle
ligte gastro-intestinale ongemak veroorsaak. Dit is belangrik
om met 'n lae dosis te begin en geleidelik toe te neem soos
geduld.

Wenke vir mediese toesig

Vorige evaluering: Voordat u met aanvulling begin, is 'n me-
diese evaluering van kardinale belang om te verseker dat daar
geen kontraindikasies of risiko's van interaksies met ander
medikasie is nie.

Gereelde opvolg: Moedig gereelde opvolg met 'n gesond-
heidswerker aan om reaksie op behandeling te monitor en do-
sis aan te pas indien nodig.

86

Kruie-innovasies in die behandeling van veneuse insuffisiënt

In hierdie hoofstuk sal ons ondersoek hoe twee kragtige plante, Centella asiatica en Vitis vinifera, gekombineer, hul weg maak in die behandeling van chroniese veneuse insuffisiënt, 'n toestand wat baie mense regoor die wêreld raak en verband hou met die voorkoms van spatare.

Stel jou vir 'n oomblik voor twee van die kragtigste kragte van die natuur op die gebied van fitoterapie wat by hul eienskappe aansluit om 'n geïntegreerde en effektiewe oplossing teen spatare te bied. Centella asiatica, bekend vir sy gebruik in Ayurvedische en tradisionele Chinese medisyne, en Vitis vinifera, beter bekend as die druiweplant, wie se voordele wynproduksie oorskry, kombineer om 'n formidabele behandeling te vorm.

1. Noodsaaklike aanbeveling:

Die aanbevole verhouding van Centella asiatica uittreksel (EC) tot Vitis vinifera uittreksel (VVE) is 1: 3. Daar is getoon dat hierdie kombinasie deur streng studies die doeltreffendste is om abnormale vaskulêre deurlaatbaarheid en inflammasie te verminder, sleutelaspekte in die aanvanklike stadiums van veneuse insuffisiënt.

Inhibisie van inflammatoriese meters:

Die gekombineerde uittreksels het 'n beduidende uitwerking
op die vermindering van inflammatoriese bemiddelaars soos
stikstofoksied en prostaglandien E2, wat die sleutel tot die pro-
gressie van pyn en inflammasie wat met spatare verband hou.

Modulasie van die kernfaktor NF-κB:

Deur die translokasie van die transkripsiefaktor NF-κB te
beïnvloed, moduleer uittreksels die uitdrukking van gene wat
inflammatoriese prosesse bevorder, en bied sodoende bedu-
idende verligting van spatare simptome.

Effektiewe vermindering van vaskulêre deurlaatbaarheid:

Toetse het getoon dat hierdie kombinasies nie net inflammasie
verminder nie, maar ook die deurlaatbaarheid van vaartuie ver-
minder, 'n belangrike faktor in die vermindering van edeem en
die verbetering van pasiënte se lewensgehalte.

Praktiese toepassing en aanbevelings

Inkorporering in behandelingsplanne:

Dokters kan hierdie kruiekombinasies integreer in 'n holistiese
behandelingsplan wat beide kompressieterapie en
ledemaathoogtemaatreëls insluit, en sodoende terapeutiese
uitkomste optimaliseer.

Dosis monitering en aanpassing:

Dit is noodsaaklik dat behandelings individueel aangepas
word, en dat deurlopende monitering gedoen word om maksi-
mum doeltreffendheid te verseker en potensiële newe-effekte
te verminder.

Die kombinasie van Centella asiatica en Vitis vinifera is bestu-
deer vir die doeltreffendheid daarvan om abnormale vaskulêre
deurlaatbaarheid en inflammasie te verminder, wat sleutelas-
pekte is in die aanvanklike stadiums van chroniese veneuse in-
suffisiënt. Studies dui daarop dat die aanbevole verhouding
van Centella asiatica uittreksel tot Vitis vinifera uittreksel 1: 3
is om effektiwiteit in die behandeling van hierdie toestand te
bereik.

Die betrokke biologiese meganismes sluit in die remming van
inflammatoriese bemiddelaars soos stikstofoksied en prosta-
glandien E2, asook die modulasie van die kernfaktor NF-κB,
wat help om inflammatoriese prosesse en vaskulêre deurlaat-
baarheid te verminder. Hierdie gekombineerde effekte kan in-
flammasie en edeem aansienlik verminder by pasiënte met
spatare.

Dit is van kardinale belang dat die implementering van hierdie
behandeling onder mediese toesig gedoen word om die dosisse
aan te pas volgens die pasiënt se individuele reaksie en newe-
effekte te verminder. Daarbenewens word aanbeveel om
hierdie kruiekombinasies te integreer in 'n groter

behandelingsplan wat ook kompressieterapie en ander
maatreëls kan insluit om terapeutiese uitkomste te optimal-
iseer.

Aangesien die kombinasie van hierdie plante homself voor-
doen as 'n belowende en minder indringende alternatief vir die
behandeling van chroniese veneuse insuffisiënt, is dit bel-
angrik dat pasiënte en gesondheidsorgverskaffers alle
beskikbare opsies oorweeg, insluitend natuurlike behandelings
wat voordele kan bied sonder die risiko's verbonde aan meer
indringende prosedures.

 Praktiese wenke

1. Begin met geleidelike aanvulling:

As jy dit oorweeg om met Centella Asiatica- en Vitis vinifera-
aanvullings te begin, begin met 'n lae dosis en neem geleidelik
toe op grond van verdraagsaamheid en jou gesondheidswerker
se aanbevelings. Dit sal jou liggaam help om aan te pas by die
behandeling en jou toelaat om newe-effekte vroeg op te spoor.

2. Kombineer met fisiese terapieë:

Integreer die gebruik van hierdie uittreksels met kompressi-
eterapieë en spesifieke oefeninge vir die bene. Die kombinasie
van behandelings kan uitkomste optimaliseer en aargesondheid
holisties verbeter.

90

3. Hou 'n simptoomdagboek:

Teken jou simptome daagliks aan, enige veranderinge wat jy sien en hoe jy voel oor die neem van die aanvullings. Dit sal jou toelaat om die effekte van die behandeling akkuraat op te spoor en dit met jou dokter te bespreek vir die nodige aanpassings.

Hoe lank neem dit vir die kombinasie van Centella asiatica en Vitis vinifera om te werk?

Die gevolge kan wissel tussen individue. Pasiënte kan binne die eerste 4 tot 8 weke van aaneenlopende gebruik verbeterings in simptome van chroniese veneuse insuffisiënt opmerk. Dit is belangrik om geduldig te wees en in ooreenstemming met aanvulling te wees.

Is dit veilig om hierdie aanvullings saam met ander medikasie te neem?

Terwyl Centella asiatica en Vitis vinifera veilig is, kan hulle interaksie hê met ander medikasie, veral bloedverdunner en anti-inflammatoriese middels. Dit is van kardinale belang om u dokter te raadpleeg voordat u met aanvulling begin om nadelige interaksies te voorkom.

Is daar newe-effekte wanneer hierdie aanvullings gebruik word?

Newe-effekte is skaars, maar kan ligte gastro-intestinale ongemak, duiseligheid of allergiese reaksies insluit. As u nadelige

gevolge ervaar, is dit belangrik om die dosis te verminder of
die gebruik te staak en 'n gesondheidswerker te raadpleeg.

Wenke vir mediese toesig

1. Aanvanklike evaluering:

Doen 'n volledige mediese evaluering voordat u Centella Asi-
atica- en Vitis vinifera-aanvullings begin. Dit sluit 'n fisiese
ondersoek en bloedtoetse in om 'n basislyn van jou veneuse en
algemene gesondheid te bepaal.

Dit sal u dokter help om u behandeling te personaliseer en die
effekte meer akkuraat te monitor.

2. Gereelde monitering:

Beplan gereelde opvolgbesoeke met u dokter om u vordering
te bepaal en dosisse aan te pas indien nodig. Dit sal verseker
dat jy die maksimum voordeel uit aanvulling kry, terwyl enige
potensiële risiko's verminder word.

3. Simptome verslag:

Vertel jou dokter oor enige veranderinge in jou simptome, of
dit nou 'n verbetering of 'n verslegting is. Besonderhede soos
pynintensiteit, swelling en enige nuwe ongemak moet gerap-
porteer word. Dit sal jou dokter toelaat om die behandeling
effektief en betyds aan te pas.

Gevolgtrekking: 'n Belowende toekoms

Die kombinasie van Centella asiatica en Vitis vinifera verteen-
woordig 'n opwindende grens in die behandeling van spatare
en veneuse insuffisiënt. Nie net bied hierdie uittreksels 'n
minder indringende en meer natuurlike benadering nie, maar
hul potensiaal om mikrosirkulasie te verbeter en inflammasie
te verminder, maak nuwe maniere oop om die lewenskwaliteit
aansienlik te verbeter vir diegene wat aan hierdie toestande ly.

Terwyl ons hierdie hoofstuk afsluit, nooi ek u uit om na te dink
oor hoe die integrasie van natuurlike oplossings 'n waardevolle
aanvulling of selfs 'n alternatief vir konvensionele metodes kan
wees, veral in die bestuur van chroniese toestande soos
spatare. Is u gereed om hierdie natuurlike opsies te oorweeg op
u reis na beter vaskulêre gesondheid?

Heks Hazel Virginiana L. - 'n Natuurlike bondgenoot teen spatare

In ons voortdurende soeke na natuurlike oplossings om vaskulêre gesondheid te verbeter en spatare te bestry, het ons op 'n waardevolle botaniese hulpbron afgekom: Hamamelis virginiana L., algemeen bekend as hekshasel. Hierdie hoofstuk ondersoek hoe hekshasel 'n effektiewe toevoeging kan wees in die bestuur van spatare en ander vaskulêre toestande.

Het jy al ooit gewonder hoe 'n plant die gesondheid van jou are aansienlik kan beïnvloed? Hekshasel is nie net 'n gewilde bestanddeel in velsorgprodukte vir sy strelende effek nie, maar beskik ook oor eienskappe wat mikrosirkulasie aktief kan verbeter en die simptome van spatare kan verlig.

Samestelling en aksie van Witch Hazel

Bioaktiewe bestanddele:

Hekshasel virginiana bestaan uit 'n ryk amalgaam van kleurstowwe, galiensuur, flavonoïede soos katekiene, saponiene en essensiële olies wat dit verskeie terapeutiese eienskappe gee.

94

Voordele vir mikrosirkulasie:

Danksy die tanniene wat teenwoordig is, bied hekshasel samentrekkende en hemostatiese eienskappe, wat noodsaaklik is vir die vermindering van oppervlakkige bloedvloei. Hierdie vermoë is veral voordelig in die behandeling van toestande soos dermatitis en perifere veneuse siekte (PVD), waar velintegriteit en onderliggende sirkulasie in gevaar gestel word.

Vasokonstriksie en inflammasieverligting:

Hekshasel, wat as 'n natuurlike vasokonstriktor optree, verbeter veneuse toon deur vaskulêre deurlaatbaarheid te verminder en inflammasie te beperk, danksy die remming van histamienvrystelling deur sy flavonoïede.

Praktyk:

Alhoewel dit veilig en goed verdra word, moet versigtigheid uitgeoefen word wanneer dit gebruik word, veral by mense met sensitiewe vel of diegene wat swanger is, as gevolg van die potensiële irritante en gebrek aan uitgebreide studies in hierdie groepe.

Praktiese scenario en gebruiksoorwegings

Stel jou voor dat jy van die huis af werk en lang ure voor die rekenaar deurbring. Jy sien swaarkry en moegheid in jou bene aan die einde van die dag. Die integrasie van hekshasel in u daaglikse roetine, deur middel van 'n gel of room, kan 'n eenvoudige en effektiewe metode wees om hierdie simptome te verlig. Dit sal nie net help om sirkulasie te verbeter nie, maar ook om enige velontsteking of irritasie te verminder.

Hekshasel, wetenskaplik bekend as Witch Hazel Virginiana, is 'n waardevolle hulpbron vir die bestuur van spatare en ander vaskulêre toestande as gevolg van sy bioaktiewe komponente soos tanniene, wat dit samentrekkende en hemostatiese eienskappe gee. Hierdie eienskappe is veral nuttig vir die vermindering van bloedvloei van die oppervlak en die verbetering van mikrosirkulasie, wat voordelig is vir die behandeling van dermatitis en perifere veneuse siektes.

Alhoewel hekshasel veilig en goed verdra word wanneer dit op die vel toegedien word, is daar moontlike newe-effekte soos velirritasie, veral by mense met sensitiewe vel. Daarbenewens word die gebruik daarvan nie aanbeveel tydens swangerskap of laktasie nie weens die gebrek aan data oor die veiligheid daarvan in hierdie bevolkings.

Kliniese toepassings van hekshasel sluit in die gebruik daarvan om inflammasie te verminder en as 'n natuurlike vasokonstriktor, wat veneuse toon verbeter en inflammasie beperk deur die vrystelling van histamien deur sy flavonoïede te inhibeer. Dit kan nuttig wees om simptome wat verband hou met spatare te verlig.

96

Dit is belangrik dat enige integrasie van hekshasel in behandelings vir spatare of ander mediese toestande deur 'n gesondheidswerker bespreek en onder toesig gehou word om behoorlike en veilige gebruik te verseker.

Praktiese wenke

1. Gereelde aktuele toepassing:

Dien hekshasel twee keer per dag in die vorm van 'n gel of room toe op die gebiede wat deur spatare geraak word. Dit kan help om inflammasie te verminder, jeuk te verlig en mikrosirkulasie in die vel te verbeter.

2. Gebruik van koue kompresse:

Gebruik koue kompresse geweek in hekshasel om swelling en pyn in jou bene te verminder na lang tydperke van staan. Koue kompresse kan onmiddellike verligting bied en bloedsirkulasie verbeter.

3. Integrasie in die velsorgroetine:

Inkorporeer hekshasel in jou daaglikse velsorgroetine, veral as jy velirritasie of inflammasie ervaar wat verband hou met spatare. Gereelde gebruik kan algehele velgesondheid verbeter en spatare-verwante komplikasies voorkom.

Hoe werk hekshasel om aargesondheid te verbeter?

Hekshasel bevat tanniene, flavonoïede en essensiële olies wat samentrekkende en anti-inflammatoriese eienskappe besit. Hierdie komponente help om bloedvatdeurlaatbaarheid te verminder en veneuse toon te verbeter, wat spatare simptome soos swelling en pyn kan verlig.

Is dit veilig om hekshasel tydens swangerskap te gebruik?

Alhoewel hekshasel veilig is vir aktuele gebruik, word versigtigheid tydens swangerskap aangeraai weens die gebrek aan uitgebreide studies in hierdie bevolking. Raadpleeg altyd u dokter voordat u met enige nuwe behandeling tydens swangerskap begin.

Kan hekshasel newe-effekte veroorsaak?

Aktuele gebruik van hekshasel word goed verdra, maar by sommige mense kan dit velirritasie of allergiese reaksies veroorsaak. As u rooiheid, jeuk of enige ander nadelige reaksie ervaar, moet u die gebruik staak en 'n gesondheidswerker raadpleeg.

Wenke vir mediese toesig

1. Aanvanklike evaluering: Voordat u hekshasel begin gebruik, raadpleeg 'n dermatoloog om die erns van u spatare te evalueer en bepaal die beste manier om hekshasel by u behandeling op te neem. Dit verseker dat u 'n persoonlike en veilige behandelingsplan ontvang.

2. Gereelde monitering: Beplan gereelde besoeke met u dokter om die doeltreffendheid van u hekshaselbehandeling te monitor en aan te pas soos nodig. Opsporing laat jou toe om enige newe-effekte of veranderinge in die toestand van jou spatare vinnig op te spoor en te bestuur.

3. Monitering van velreaksies: Vertel u dokter van enige nadelige velreaksies wanneer u hekshasel gebruik, soos irritasie, rooiheid of jeuk. Dit laat jou toe om die behandeling aan te pas om nadelige effekte te verminder en die gesondheid van jou vel te verseker.

Gevolgtrekking: 'n oplossing vir almal?

Gedurende hierdie hoofstuk het ons ondersoek ingestel na hoe Witch Hazel 'n bondgenoot kan wees in die stryd teen spatare. Die vermoë om mikrosirkulasie te verbeter en simptomatiese verligting te bied, maak dit 'n geldige opsie vir diegene wat op soek is na natuurlike alternatiewe. Dit is egter noodsaaklik om 'n gesondheidswerker te raadpleeg voordat u met nuwe behandeling begin, veral as u reeds behandel word vir spatare of ander mediese toestande.

Hierdie hoofstuk het u nie net nader aan die aard van hierdie buitengewone plant gebring nie, maar het ook die belangrikheid van 'n geïndividualiseerde assessering en benadering tot die behandeling van spatare beklemtoon. Is jy gereed om die voordele van hekshasel in jou lewe te verken?

Ginkgo Biloba L. - 'n Natuurlike versterking vir die veneuse stelsel

In die hart van tradisionele en moderne kruiemedisyne vind ons die Ginkgo Biloba, 'n antieke boom wat belowende oplossings bied vir diegene wat ongemak in die gesig staar. Hierdie hoofstuk ondersoek hoe Ginkgo Biloba 'n waardevolle bondgenoot in veneuse gesondheidsbestuur kan wees, verligting bied en die lewensgehalte verbeter vir diegene wat deur hierdie toestand geraak word.

Het jy geweet dat Ginkgo Biloba een van die lewende fossiele van ons flora is? Met 'n geskiedenis wat meer as tweehonderd miljoen jaar terug dateer, het hierdie plant nie net klimaats- en geologiese veranderinge oorleef nie, maar het dit ook gedy. Die weerstand daarvan maak dit 'n simbool van lang lewe en, in mediese terme, 'n bron van bioaktiewe komponente wat voordelig is vir ons bloedsomloop.

Voordelige werkingsmeganismes:

 Vasodilatoriese aktiwiteit: Ginkgo bevorder die uitbreiding van bloedvate en vergemaklik sodoende beter bloedperfusie deur die endoteel, die binneste laag bloedvate.

Endotheelbeskerming: Bestry oksidatiewe stres en verminder
die adhesie van inflammatoriese molekules, wat help om die
integriteit van veneuse mure te handhaaf.

Spesifieke toepassings vir mense met spatare

Stel jou voor dat jy aan die einde van elke dag swaar in jou
bene voel, 'n konstante herinnering aan jou spatare. Die inte-
grasie van Ginkgo Biloba in u regime kan hierdie simptoom
aansienlik verbeter, danksy die vermoë om mikrosirkulasie te
verbeter en doeltreffender veneuse opbrengs te vergemaklik en
sodoende druk in die are te verlig.

Voorsorgmaatreëls en praktiese aanbevelings

Nadelige gevolge om te oorweeg:

Alhoewel die voordele van Ginkgo merkwaardig is, is dit
verstandig om op die uitkyk te wees vir moontlike newe-
effekte soos bloedingskomplikasies, veral as jy bloedverdun-
nende medisyne gebruik.

Integrasie in behandeling:

Voordat u enige aanvulling begin, is dit noodsaaklik om met 'n
mediese beroep te konsulteer. Ginkgo Biloba moet deel wees
van 'n omvattende bestuursplan wat behoorlike dieet, oefening
en, indien nodig, kompressieterapieë insluit.

Ginkgo Biloba, wat eeue lank in beide tradisionele en moderne medisyne gebruik word, bied voordelige eienskappe vir vaskulêre gesondheid, veral in die bestuur van spatare.

Voordele en meganismes van aksie

Vasodilatasie: Ginkgo Biloba bevorder die uitbreiding van bloedvate en verbeter sodoende bloedperfusie deur die endoteel. Hierdie aksie is voordelig om simptome soos swaarkry in die bene wat deur spatare veroorsaak word, te verlig.

Endotheelbeskerming: Beveg oksidatiewe stres en verminder die adhesie van inflammatoriese molekules, wat noodsaaklik is vir die handhawing van die integriteit van veneuse mure.

Voorsorgmaatreëls en aanbevelings

Nadelige effekte: Alhoewel Ginkgo Biloba veilig is, kan dit bloedingskomplikasies veroorsaak, veral in kombinasie met bloedverdunningsmedikasie. Versigtig en mediese konsultasie word aanbeveel voordat enige aanvulling begin word.

Integrasie in behandeling: Moet beskou word as deel van 'n omvattende bestuursplan wat dieet-, oefening- en kompressieterapieë insluit, indien nodig. Die algemeen aanbevole dosis vir sirkulatoriese voordele is 120 tot 240 mg per dag van gestandaardiseerde Ginkgo Biloba-uittreksel.

Gevolgtrekking

Ginkgo Biloba kom voor as 'n waardevolle en kragtige
hulpbron vir die verbetering van mikrosirkulasie en vaskulêre
gesondheid, wat veral nuttig kan wees vir mense met spatare.
Die gebruik daarvan moet deur 'n gesondheidswerker geper-
sonaliseer en onder toesig gehou word om maksimum doel-
treffendheid en veiligheid te verseker.

Hierdie hoofstuk nooi u uit om Ginkgo Biloba te oorweeg
binne 'n holistiese benadering tot die behandeling van spatare,
wat die belangrikheid van noukeurige evaluering en 'n per-
soonlike benadering in die bestuur van veneuse toestande
beklemtoon.

Praktiese wenke

1. Dosis en aanvulling:

Begin met 'n dosis van 120 mg per dag van gestandaardiseerde
Ginkgo Biloba uittreksel, verdeel in twee daaglikse dosisse.
Indien nodig, kan u die dosis daagliks onder mediese toesig tot
240 mg verhoog. Help om mikrosirkulasie te verbeter en simp-
tome van swaarkry en pyn in die bene te verlig.

2. Inkorporering in die daaglikse roetine:

Integreer Ginkgo Biloba in jou aanvullingsregime saam met 'n
antioksidantryke dieet en gereelde oefening om die voordele
daarvan te maksimeer. Verhoog die effekte van Ginkgo Biloba

in die verbetering van vaskulêre gesondheid en algehele welsyn.

3. Kombineer met kompressieterapieë:

Dra kompressie kouse gedurende die dag om die gebruik van Ginkgo Biloba aan te vul en veneuse opbrengs te verbeter. Die kombinasie van hierdie terapieë kan meer volledige verligting bied van spatare simptome.

Hoe werk Ginkgo Biloba om spatare te verbeter?

Ginkgo Biloba verbeter mikrosirkulasie deur vasodilatasie te bevorder en bloedvloei deur die endotheel te verhoog. Daar-benewens help sy antioksidante eienskappe om die aarmure te beskerm teen oksidatiewe skade.

Is daar newe-effekte wanneer Ginkgo Biloba gebruik word?

Alhoewel Ginkgo Biloba veilig is, kan dit newe-effekte soos hoofpyn, duiseligheid en gastro-intestinale ontsteltenis veroor-saak. Dit kan ook die risiko van bloeding verhoog, veral by mense wat bloedverdunner neem. Dit is noodsaaklik om 'n dokter te raadpleeg voordat u met die aanvulling begin.

Kan ek Ginkgo Biloba neem as ek ander medikasie neem?

104

Ginkgo Biloba kan interaksie hê met verskeie medikasie, insluitend bloedverdunner, niesteroïdale anti-inflammatoriese middels (NSAIDs) en sekere antidepressante. Raadpleeg altyd u dokter voordat u 'n nuwe aanvulling begin om nadelige interaksies te voorkom.

Wenke vir mediese toesig

1. Aanvanklike evaluering:

Maak 'n afspraak met jou dokter om die gesondheid van jou are te bepaal en die korrekte dosis Ginkgo Biloba te bepaal. 'N Akkurate diagnose en 'n persoonlike dosis waarborg groter doeltreffendheid en veiligheid van die behandeling.

2. Gereelde monitering:

Skeduleer gereelde afsprake om jou reaksie op behandeling met Ginkgo Biloba te monitor en pas die dosis aan indien nodig. Gereelde monitering laat toe dat enige newe-effekte of nodige aanpassings tydens behandeling opgespoor en reggestel word.

3. Koagulasietoetse:

As u bloedverdunner gebruik, moet u gereeld stollingstoetse uitvoer om die risiko van bloeding te monitor. Dit verseker dat Ginkgo Biloba veilig is om te gebruik en verhoog nie die risiko van bloedingskomplikasies nie.

Gevolgtrekking: Ginkgo Biloba, 'n natuurlike verandering ten goede?

Gedurende hierdie hoofstuk het ons gesien hoe Ginkgo Biloba nie net veerkragtigheid en lang lewe simboliseer nie, maar ook hoop bied aan diegene wat natuurlike verligting van spatare soek. Die impak daarvan op mikrosirkulasie en vaskulêre gesondheid maak dit 'n waardevolle terapeutiese opsie, wat oorweging verdien binne 'n holistiese behandelingsbenadering vir veneuse ontoereikendheid.

Voel jy gereed om te verken hoe hierdie antieke, maar altyd relevante, boom jou kan help om jou spatare simptome te bestuur? Dit is tyd om Ginkgo Biloba te oorweeg as deel van jou strategie vir beter vaskulêre gesondheid.

Mangifera indica L. - 'n Tropiese bondge- noot in die behandeling van spatare

Het jy al ooit gewonder hoe iets so lekker soos mango ook jou vaskulêre gesondheid kan bevoordeel? In hierdie hoofstuk sal ons ondersoek hoe Mangifera indica L., beter bekend as mango, 'n belangrike komponent word vir die bestuur van spatare, danksy sy ryk bioaktiewe komponente en die voordelige uitwerking daarvan op mikrosirkulasie.

Nie net is mango lekker nie, maar dit is ook gelaai met 'n verskeidenheid gesondheidsbevorderende verbindings:

Polifenole: Mangiferin en procyanidiene, bekend vir hul kragtige antioksidante eienskappe, staan uit.

Hidroksibenzoësuur en hidroksikinnamiese sure: Verbindings soos galien- en feruliensuur, wat anti-inflammatoriese en beskermende voordele vir die endoteelselle in jou are bied.

Stel jou voor dat jou are klein riviere is wat vrylik moet vloei om die gesondheid van jou bloedsomloopstelsel te handhaaf. Die handvatsel help om:

Verbeter reaktiewe hiperemie: Noodsaaklik vir 'n doeltreffende vaskulêre reaksie op stres, wat beteken dat jou are beter kan aanpas by veranderinge in bloedvloei, en vermy die stase wat tot spatare lei.

Verhoog eNOS-uitdrukking: Dit is van kardinale belang vir die vervaardiging van stikstofoksied (NO), 'n vasodilator wat are ontspan en sodoende sirkulasie verbeter en druk verminder wat spatare kan veroorsaak.

Mango verbeter nie net bloedvloei nie; Dit werk op sellulêre vlak om jou are te beskerm:

Endoteelverbetering: Verhoogde produksie van NO deur gin-senosides help om are buigsaam en veerkragtig te hou.

Beskerming teen postprandiale stres: Die verbruik van mango's kan aarskade verminder na glukoseryke maaltye, 'n noemenswaardige voordeel vir diegene wat hul are gesond wil hou.

Dieethoofstroming: Voeg vars mango by jou slaaie, jogurt of as 'n gesonde peuselhappie tussen maaltye. Nie net sal jy sy smaak geniet nie, maar ook sy bloedsomloop voordele.

108

Mediese toesig: As jy mango-aanvullings oorweeg, veral as jy reeds bestaande mediese toestande het of onder farmakologiese behandeling is, raadpleeg eers jou dokter.

Mango bied meer as 'n eksotiese geur; Dit hou belofte in van verbeterde vaskulêre gesondheid en 'n meer aktiewe, pynvrye lewe vir spatarelyers. Deur mango in jou daaglikse regime te integreer, kies jy nie net om heerlike vrugte te geniet nie, maar jy neem ook 'n aktiewe stap in die rigting van beter aargesondheid.

Sal jy dit waag om jou dieet en jou gesondheid te transformeer met die eenvoudige daad om meer mango in jou maaltye in te sluit? Die tyd het aangebreek om hierdie tropiese vrugte in 'n heel nuwe lig te sien, nie net as 'n bederf nie, maar as deel van jou arsenaal teen spatare.

Praktiese wenke

1. Dieetinlywing van mango:

Voeg vars mango by jou daaglikse maaltye. Jy kan dit in slaaie, smoothies, jogurt of bloot as 'n gesonde peuselhappie inkorporeer. Gereelde verbruik van mango verbeter nie net jou vaskulêre gesondheid danksy sy bioaktiewe verbindings nie, maar bied ook 'n gesonde dosis essensiële vitamiene en antioksidante.

2. Handhaaf 'n gebalanseerde dieet:

Kombineer mango met ander kosse ryk aan antioksidante en anti-inflammatoriese middels soos rooi vrugte, groen blaar-groentes en neute. Hierdie kombinasie verhoog die voordelige effekte van mango, verbeter die gesondheid van jou are en verminder die risiko van inflammasie en vaskulêre skade.

3. Mango-aanvullings:

Raadpleeg u dokter oor die neem van mango-uittrekselaanvullings, veral as u bestaande mediese toestande het. Aanvullings kan 'n gekonsentreerde en maklike manier wees om die voordele van mango te kry, veral as jy dit nie gereeld in jou dieet kan verbruik nie.

Hoe kan mango help met die voorkoming en bestuur van spatare?

Mango bevat polifenole soos mangiferien en procyanidiene, wat antioksidante en anti-inflammatoriese eienskappe het. Hierdie verbindings help om mikrosirkulasie te verbeter en inflammasie te verminder, wat spatare simptome kan verlig en hul vordering kan voorkom.

Is daar newe-effekte wat verband hou met oormatige mango-verbruik?

Mangoverbruik is veilig, maar in oormaat kan dit diarree veroorsaak as gevolg van die hoë veselinhoud. Daarbenewens kan mense met latexallergie allergiese reaksies ervaar as gevolg van die teenwoordigheid van soortgelyke stowwe in die handvatsel.

Kan ek dieselfde voordele van mango kry deur aanvullings?

Ja, mango uittreksel aanvullings kan 'n konsentrasie van voordelige bioaktiewe verbindings verskaf. Dit is egter belangrik om met 'n dokter te konsulteer voordat u 'n aanvullingsregime begin om die veiligheid en doeltreffendheid daarvan in u spesifieke geval te verseker.

Wenke vir mediese toesig

1. Aanvanklike konsultasie:

Voordat jy gereeld mango begin gebruik of mango-aanvullings neem, praat met jou dokter om jou gesondheidstatus te assesseer en persoonlike aanbevelings te ontvang.

'N Dokter kan u help om die regte hoeveelheid te bepaal en seker te maak dat daar geen interaksie met bestaande medisyne of gesondheidstoestande is nie.

2. Deurlopende monitering:

As u besluit om mango-aanvullings in te sluit, skeduleer gereelde afsprake met u dokter om u vordering te monitor en die dosis aan te pas indien nodig.

Deurlopende monitering verseker dat u die gewenste voordele kry sonder nadelige newe-effekte.

3. Evaluering van resultate:

Hou tred met enige veranderinge in u spatare en deel dit met u
dokter tydens afsprake. Hierdie inligting sal jou dokter help
om die doeltreffendheid van mango in jou behandeling te eval-
ueer en optimale resultate aan te pas.

Gevolgtrekking

Mango is nie net 'n heerlike vrug nie, maar ook 'n kragtige
hulpmiddel om vaskulêre gesondheid te verbeter en spatare te
bestuur. Die ryk samestelling van polifenole en ander bioak-
tiewe verbindings maak dit 'n waardevolle bondgenoot in die
stryd teen spatare. Deur mango in jou dieet te integreer en jou
dokter se aanbevelings te volg, kan jy 'n beduidende stap neem
in die rigting van beter aargesondheid en 'n meer aktiewe,
pynvrye leefstyl. Is jy gereed om mango 'n gereelde deel van
jou lewe te maak en voordeel te trek uit al sy voordele?

Vitamien B12 noodsaaklik vir die behandeling van spatare

Jy het dit dalk nooit oorweeg nie, maar wat jy eet, kan 'n direkte impak op die gesondheid van jou are hê. In hierdie hoofstuk sal ons ondersoek hoe behoorlike voeding, veral die balans van voedingstowwe soos vitamien B12 en foliensuur, kan help om toestande wat verband hou met spatare te bestuur en moontlik te verbeter, insluitend hiperhomocysteinemia (HHcy) wat ulkusgenesing by mense met spatare kan bemoeilik.

Die krag van voeding in vaskulêre gesondheid

Tekort aan sleutelvoedingstowwe kan nie net jou algemene welsyn beïnvloed nie, maar dit speel ook 'n belangrike rol in vaskulêre gesondheid. Kom ons kyk hoe:

1. Vitamien B12 in die behandeling van ulkusse en spatare:

Impak op genesing: Vitamien B12 is noodsaaklik vir selherlewing en senuweefunksie. Die tekort daarvan hou aansienlik verband met die teenwoordigheid van diabetiese voetsere (DFU's), 'n komplikasie wat ook diegene wat aan spatare ly,

kan beïnvloed as gevolg van soortgelyke probleme met swak
sirkulasie en neuropatie.

Spesifieke feite: Studies dui aan dat individue met diabetes en
lae vitamien B12 tot 3.1 keer die risiko het om DFU te ontwik-
kel. Hierdie data beklemtoon die belangrikheid van die
monitering en regstelling van hierdie tekort, veral by diegene
wat gereeld metformien verbruik, 'n geneesmiddel wat bekend
is om die absorpsie van vitamien B12 in te meng.

Biologiese en tegniese meganismes: hoe vitamien B12 in jou
liggaam werk

Senuweefunksie en selherlewing: Vitamien B12 is noodsaaklik
vir die handhawing van senuweeselintegriteit en
bloedselvorming. In die konteks van spatare help voldoende
beskikbaarheid van B12 om komplikasies soos maagsere te
voorkom, wat ontstaan as gevolg van swak genesing en pe-
rifere neuropatie.

Belangrike interaksies: Dit is van kardinale belang om bewus
te wees van die interaksies tussen vitamien B12 en sekere
medisyne, soos metformien, wat algemeen gebruik word in die
behandeling van diabetes. Mediese toesig is noodsaaklik om
aanvulling toepaslik aan te pas en tekorte te vermy.

Praktiese aanbevelings om in jou lewe in te sluit

Dieetintegrasie: Verseker voldoende inname van vitamien B12 deur voedsel wat ryk is aan hierdie voedingstof, soos vleis, eiers en suiwelprodukte, of deur aanvullings as 'n tekort opgespoor word.

Mediese monitering en toesig: Gegewe die belangrikheid van vitamien B12 in vaskulêre gesondheid en die interaksie daarvan met medikasie, is dit noodsaaklik om gereelde mediese opvolg te hê om aanvulling te personaliseer en voedingsvlakke in die liggaam te optimaliseer.

 Gevolgtrekking: Voeding as 'n pilaar van vaskulêre gesondheid

Om hierdie hoofstuk af te sluit, is om te erken dat die effektiewe bestuur van spatare verder gaan as konvensionele behandeling. Die inkorporering van 'n ingeligte voedingsbenadering, veral as dit verband hou met vitamien B12 en ander noodsaaklike voedingstowwe, kan nie net spatareverwante simptome verbeter nie, maar ook die algehele lewenskwaliteit verhoog. Is jy gereed om voeding 'n integrale deel van jou varicose aarbestuurstrategie te maak?

 Praktiese wenke

1. Natuurlike bronne van vitamien B12 en foliensuur:

Inkorporeer voedsel wat ryk is aan vitamien B12, soos rooi-
vleis, vis, eiers en suiwelprodukte. Vir foliensuur, kies vir
blaargroentes, peulgewasse en sitrusvrugte.

Hierdie kosse verbeter nie net u vaskulêre gesondheid nie,
maar dra ook by tot 'n gebalanseerde en voedsame dieet.

2. Slim aanvulling:

As jy 'n tekort aan vitamien B12 of foliensuur het, oorweeg
aanvulling onder mediese toesig. Die aanbevole daaglikse do-
sisse is 2,4 mcg vitamien B12 en 400 mcg foliensuur vir vol-
wassenes.

Behoorlike aanvulling kan tekortkominge voorkom en regstel,
veneuse en algemene gesondheid verbeter.

3. Gereelde monitering:

Doen gereelde bloedtoetse om vitamien B12 en fo-
liensuurvlakke te monitor, veral as jy met medikasie soos met-
formien behandel word.

Die handhawing van optimale vlakke van hierdie voedings-
towwe help om vaskulêre en neuropatiese komplikasies te
voorkom.

Hoe beïnvloed vitamien B12 die gesondheid van my are?

Vitamien B12 is noodsaaklik vir selherlewing en senuwee-
funksie. Dit help om die integriteit van endoteelselle in are te

handhaaf, wat noodsaaklik is om komplikasies soos veneuse ulkusse te voorkom.

Watter kosse moet ek in my dieet insluit om seker te maak ek kry genoeg vitamien B12 en foliensuur?

Sluit rooivleis, vis, eiers en suiwelprodukte vir vitamien B12 in. Vir foliensuur, eet blaargroentes, peulgewasse en sitrusvrugte.

Kan ek vitamien B12 aanvullings neem as ek metformien neem?

Ja, maar dit is noodsaaklik om dit onder mediese toesig te doen. Metformien kan inmeng met die absorpsie van vitamien B12, dus jy moet dalk die dosis van die aanvulling aanpas.

Wenke vir mediese toesig

1. Aanvanklike konsultasie en diagnose:

Voordat u met vitamien B12 of foliensuuraanvulling begin, moet u 'n mediese konsultasie doen om u huidige vlakke deur bloedtoetse te evalueer.

Met 'n akkurate diagnose kan u aanvulling aanpas by u spe-sifieke behoeftes, en vermy tekortkominge en oormaat.

2. Deurlopende monitering:

Beplan gereelde doktersbesoeke om u vitamien B12 en foliensuurvlakke te monitor, veral as u medikasie gebruik wat die opname daarvan beïnvloed, soos metformien.

Gereelde monitering verseker dat u optimale voedingsvlakke handhaaf, komplikasies voorkom en dosisse aanpas indien nodig.

3. Medikasie aanpassing:

As u medikasie gebruik wat die absorpsie van vitamien B12 beïnvloed, soos metformien, bespreek met u dokter of u u dosis moet aanpas of medikasie moet verander.

Om jou behandeling aan te pas by jou voedingsbehoeftes help om jou algemene gesondheid te verbeter en probleme wat verband hou met vitamientekorte te voorkom.

4. Risikobepaling:

As u addisionele risikofaktore het, soos diabetes of kardiovaskulêre siektes, moet u seker maak dat u dokter evalueer hoe dit u vitamien B12- en foliensuurbehoeftes kan beïnvloed.

'N Volledige risikobepaling maak voorsiening vir 'n omvattende benadering tot u behandeling, wat alle komplikasies aanspreek en u lewensgehalte verbeter.

5. Onderwys en deurlopende ondersteuning:

Vra u dokter vir opvoedkundige inligting oor die belangrikheid van vitamien B12 en foliensuur in vaskulêre gesondheid, asook strategieë vir die handhawing van 'n gebalanseerde dieet.

As u goed ingelig is, kan u beter besluite neem oor u gesondheid en 'n lewenstyl handhaaf wat die gesondheid van u are ondersteun.

Hoe weet ek of ek 'n tekort aan vitamien B12 of foliensuur het?

Algemene simptome van vitamien B12-tekort sluit in moegheid, swakheid, bloedarmoede en neurologiese probleme soos tinteling in die ledemate. Foliensuurtekort kan anemie, prikkelbaarheid en konsentrasieprobleme veroorsaak. 'N Bloedtoets is die beste manier om hierdie tekorte te diagnoseer.

Hoe vinnig kan ek verwag om verbeterings in my spatare simptome te sien nadat ek vitamien B12 en foliensuur begin gebruik het?

Verbeteringstye kan wissel afhangende van die vlak van tekort en individuele reaksie op behandeling. Sommige mense kan binne 'n paar weke verbeterings in hul energievlakke en aargesondheid opmerk, terwyl dit vir ander langer kan neem. Dit is belangrik om u behandelingsplan te volg en u vordering met u dokter te monitor.

Is daar risiko's om te veel vitamien B12 of foliensuur te neem?

Vitamien B12 is veilig selfs in hoë dosisse, aangesien die liggaam oormaat deur urine uitskakel. Te veel foliensuur kan egter 'n vitamien B12-tekort masker en tot neurologiese probleme lei. Daarom is dit van kardinale belang om u dokter se doseringsaanbevelings te volg en selfaanvulling sonder toesig te vermy.

Die inkorporering van vitamien B12 en foliensuur in jou dieet en aanvulling, onder behoorlike mediese toesig, kan die gesondheid van jou are en die bestuur van spatare aansienlik verbeter. Hierdie voedingsbenadering spreek nie net tekortkominge aan wat u toestand kan bemoeilik nie, maar dra ook by tot u algemene welstand. Deur ingeligte besluite te neem en die ondersteuning van u dokter te hê, kan u u behandeling optimaliseer en 'n beter lewensgehalte geniet.

120

Die krag van probiotika in spatarebestuur

Inleiding: Is dit moontlik vir voordelige mikroörganismes om die gesondheid van jou are te verander?

Miskien het u nog nooit daaraan gedink hoe die mikroörganismes wat in u ingewande woon, die gesondheid van u are kan beïnvloed nie. In hierdie hoofstuk sal ons 'n innoverende benadering tot die bestuur van spatare en hul gepaardgaande komplikasies ondersoek: probiotiese aanvulling. Sluit by my aan op 'n reis deur die wetenskap agter hierdie klein bondgenote en hoe hulle jou stryd teen spatare kan verander.

Probiotika, die lewende mikroörganismes wat, wanneer dit in voldoende hoeveelhede toegedien word, voordele vir die gasheer se gesondheid verleen, het belofte getoon, nie net in die verbetering van dermgesondheid nie, maar ook in die modulering van inflammatoriese prosesse wat ander dele van die liggaam beïnvloed, insluitend die bloedsomloopstelsel.

1. Intervensie en kliniese uitkomste:

Intervensiestudie: 'n Groep deelnemers het daagliks probiotika ontvang, insluitend Lactobacillus acidophilus,

Lactobacillus casei, Lactobacillus fermentum en Bifidobacterium bifidum vir 12 weke.

Waargenome resultate: Beduidende verlagings is aangeteken in veneuse ulkusafmetings - lengte, breedte en diepte - en verbeterings in algemene gesondheidsaanwysers soos totale cholesterol en vlakke van C-reaktiewe proteïen (CRP), 'n merker van inflammasie.

Onderliggende biologiese meganismes

Probiotika werk deur verskeie meganismes wat veral voordelig vir spatarelyers kan wees:

Verbeterde dermgesondheid en verminderde sistemiese inflammasie: Probiotiese aanvulling versterk die dermversperring, verminder die toediening van gifstowwe in die bloedstroom en moduleer die immuunstelsel, verminder sistemiese inflammasie wat spatare kan vererger.

Invloed op metabolisme: Deur die dermfunksie te verbeter, kan probiotika ook lipied- en glukosemetabolisme beïnvloed, faktore wat vaskulêre gesondheid beïnvloed.

Praktiese toepassings: Integrasie van probiotika in jou daaglikse roetine

Inkorporering van probiotika in die dieet: Benewens aanvullings, insluitend voedsel wat ryk is aan probiotika soos jogurt, kefir, suurkool en ander gefermenteerde voedsel, kan dit 'n effektiewe strategie wees om dermflora en dus vaskulêre gesondheid te verbeter.

Mediese toesig: Voordat u met aanvulling begin, veral as u onder mediese behandeling is of bestaande toestande het, is dit van kardinale belang om met 'n gesondheidswerker te konsulteer. Monitering verseker veilige en effektiewe integrasie van probiotika in jou spatarebehandeling.

Om probiotika by jou gesondheidsregime te voeg, kan 'n waardevolle benadering wees om nie net dermgesondheid te verbeter nie, maar ook om toestande soos spatare te bestuur, wat 'n alternatief of aanvulling op konvensionele terapieë bied. Met hul vermoë om inflammasie te verminder en sirkulasie te verbeter, kom probiotika na vore as 'n fundamentele komponent in die omvattende bestuurstrategie van spatare.

In hierdie hoofstuk het ons ondersoek ingestel na hoe klein, alledaagse keuses in u dieet en gesondheidsbestuur 'n groot invloed op u vaskulêre welstand kan hê. Is jy gereed om probiotika te probeer en te sien hoe dit jou kan help in jou stryd teen spatare?

Beskikbare studies dui daarop dat probiotika dermgesondheid kan verbeter en inflammasie kan verminder, wat indirek vaskulêre gesondheid kan bevoordeel. Daarbenewens is opgemerk dat hulle lipied- en glukosemetabolisme kan beïnvloed, wat

ook spatare positief kan beïnvloed deur sirkulasie te verbeter
en inflammasie te verminder.

Ten spyte van die potensiële voordele, is dit noodsaaklik om
probiotiese aanvulling met omsigtigheid te benader, veral by
mense met bestaande toestande of diegene wat onder mediese
behandeling is, as gevolg van moontlike interaksies en newe-
effekte. Geen spesifieke interaksies tussen probiotika en ander
medikasie is in die konteks van spatare gedokumenteer nie,
maar mediese toesig word altyd aanbeveel wanneer nuwe aan-
vullings ingestel word, veral by mense wat bloedverdunnende
medisyne of ander komplekse behandelings gebruik.

Samevattend, terwyl die insluiting van probiotika in die behan-
deling van spatare voordele kan bied as gevolg van hul impak
op inflammasie en dermgesondheid, is meer kliniese navorsing
nodig om vaste en veilige aanbevelings vir hul spesifieke ge-
bruik in hierdie toestand te vestig.

 Praktiese wenke

1. Inkorporering van voedsel wat ryk is aan probiotika:

Voeg gefermenteerde kosse soos jogurt, kefir, suurkool en
kimchi by jou daaglikse dieet.

Hierdie kosse is natuurlike bronne van probiotika wat kan help
om jou dermflora te balanseer en jou vaskulêre gesondheid te
verbeter deur inflammasie te verminder.

124

2. Probiotiese aanvulling:

As jy besluit om probiotiese aanvullings te neem, soek diegene wat stamme soos Lactobacillus acidophilus, Lactobacillus casei, Lactobacillus fermentum en Bifidobacterium bifidum bevat.

Daar is getoon dat hierdie stamme voordelige effekte het om inflammatoriese merkers te verminder en algemene gesondheid te verbeter.

3. Konsekwentheid in verbruik:

Vir maksimum voordele, gebruik probiotiese-ryk kosse of aanvullings gereeld en konsekwent.

Gereelde verbruik help om 'n gebalanseerde dermflora en verminderde inflammasie te handhaaf, wat noodsaaklik is vir vaskulêre gesondheid.

Hoe weet ek of ek probiotika benodig?

As jy gereelde spysverteringsprobleme ervaar, inflammasie, of 'n geskiedenis van langtermyn antibiotika gebruik, kan jy voordeel trek uit probiotika. Dit is egter belangrik om met jou dokter te praat om jou spesifieke situasie te assesseer.

Kan probiotika my spatare regtig verbeter?

Alhoewel spesifieke studies oor probiotika en spatare beperk
is, dui bewyse daarop dat probiotika sistemiese inflammasie
kan verminder en dermgesondheid kan verbeter, wat indirek
vaskulêre gesondheid kan bevoordeel en kan help met die
bestuur van spatare.

Is daar enige newe-effekte wanneer probiotika geneem word?

Oor die algemeen is probiotika veilig vir die meeste mense.
Sommige kan ligte spysverteringsimptome ervaar, soos op-
geblasenheid of gas by die aanvang van verbruik, wat gewoon-
lik na 'n paar dae verdwyn. Dit is van kardinale belang om met
lae dosisse te begin en dit geleidelik te verhoog.

 Wenke vir mediese toesig

1. Aanvanklike konsultasie en diagnose:

Voordat u met probiotiese aanvulling begin, moet u 'n mediese
konsultasie doen om u spesifieke behoeftes te bepaal.

'N Akkurate diagnose verseker dat u die regte tipe en aantal
probiotika vir u spesifieke situasie ontvang.

2. Deurlopende monitering:

Beplan gereelde doktersbesoeke om die uitwerking van probi-
otika op jou vaskulêre gesondheid te monitor.

Gereelde opvolg laat toe dat aanvulling aangepas word soos nodig om voordele te maksimeer en enige nadelige effekte te verminder.

3. Dwelminteraksies:

Vertel jou dokter van enige medikasie wat jy neem om potensiële interaksies met probiotika te evalueer.

Dit is veral belangrik as jy antibiotika of immunosuppressiewe medikasie gebruik, aangesien dit met probiotika kan wissel.

Om probiotika by jou gesondheidsregime te voeg, kan 'n waardevolle benadering wees om nie net dermgesondheid te verbeter nie, maar ook om toestande soos spatare te bestuur, wat 'n alternatief of aanvulling op konvensionele terapieë bied. Met hul vermoë om inflammasie te verminder en sirkulasie te verbeter, kom probiotika na vore as 'n fundamentele komponent in die omvattende bestuurstrategie van spatare.

Dankbaarheid

Ek wil my opregte dank uitspreek aan al die mense wat hierdie boek gekoop het met die doel om meer te leer oor die bestuur van spatare deur voeding en natuurlike terapieë. U vertroue in hierdie projek beteken vir my baie en ek hoop dat die inligting wat hier aangebied word, u van groot hulp sal wees op u pad na beter gesondheid.

Vir diegene wat daagliks die uitdagings van spatare in die gesig staar, wil ek sê dat ek u vasberadenheid en poging bewonder om u lewensgehalte te verbeter. Hierdie boek is vir u geskryf in die hoop om u verligting en effektiewe oplossings te bied.

As u die inhoud van hierdie publikasie waardevol gevind het, nooi ek u uit om u kommentaar en voorstelle te gee oor onderwerpe wat u in toekomstige boeke wil sien. Ook, as jy 'n oomblik het, sal dit vir my 'n geweldige hulp wees as jy jou mening deel en hierdie boek beoordeel in die winkel waar jy dit gekoop het. U ondersteuning sal meer mense help om my werk te ontdek en my te motiveer om voort te gaan met die vervaardiging van boeke oor relevante en nuttige onderwerpe op die gebied van gesondheid en voeding.

Onthou altyd dat 'n behoorlike dieet en 'n omvattende benadering baie gesondheidsprobleme, insluitend spatare, kan voorkom en behandel. Nogmaals baie dankie vir u ondersteuning en dat u deel is van hierdie gemeenskap wat toegewy is aan welstand en gesondheid. Saam kan ons 'n gesonder, moeitevrye lewe bereik!

Dankie!

Bibliografie:

1. Melo PG, Mota JF, Nunes CAB, et al. Effects of Oral Nutritional Supplementation on Patients with Venous Ulcers: A Clinical Trial. *J Clin Med*. 2022;11(19):5683. Published 2022 Sep 26. doi:10.3390/jcm11195683
2. Takai Y, Hiramoto K, Nishimura Y, Uchida R, Nishida K, Ooi K. Association between itching and the serum zinc levels in patients with varicose veins. *J Pharm Health Care Sci*. 2017;3:24. Published 2017 Sep 21. doi:10.1186/s40780-017-0092-9
3. Nocera R, Eletto D, Santoro V, et al. Design of an Herbal Preparation Composed by a Combination of *Ruscus aculeatus* L. and *Vitis vinifera* L. Extracts, Magnolol and Diosmetin to Address Chronic Venous Diseases through an Anti-Inflammatory Effect and AP-1 Modulation. *Plants (Basel)*. 2023;12(5):1051. Published 2023 Feb 26. doi:10.3390/plants12051051
4. Raposo A, Saraiva A, Ramos F, et al. The Role of Food Supplementation in Microcirculation-A Comprehensive Review [published correction appears in Biology (Basel). 2023 Sep 01;12(9):1198. doi:

10.3390/biology12091198]. *Biology (Basel)*. 2021;10(7):616. Published 2021 Jul 2. doi:10.3390/biology10070616

5. Qiu Y, Osadnik CR, Team V, Weller CD. Effects of physical activity as an adjunct treatment on healing outcomes and recurrence of venous leg ulcers: A scoping review. *Wound Repair Regen*. 2022;30(2):172-185. doi:10.1111/wrr.12995

6. Bossart S, Boesch PF, Keo HH, Staub D, Uthoff H. Endovenous Thermal Ablation for Treatment of Symptomatic Saphenous Veins-Does the Body Weight Matter?. *J Clin Med*. 2023;12(17):5438. Published 2023 Aug 22. doi:10.3390/jcm12175438

7. Bechara N, Gunton JE, Flood V, Hng TM, McGloin C. Associations between Nutrients and Foot Ulceration in Diabetes: A Systematic Review. *Nutrients*. 2021;13(8):2576. Published 2021 Jul 27. doi:10.3390/nu13082576

www.ingramcontent.com/pod-product-compliance
Lightning Source LLC
Chambersburg PA
CBHW071029250726

48653CB00005B/1776